长桑君脉法
——人人都能学会的脉诊

李树森　著

李树森　陈淑玲　路　玫　郭东明　展文国

陈　俊　王　俭　刘惠颖　朱刘山　　传讲

刘　立　整理

北京科学技术出版社

图书在版编目（CIP）数据

长桑君脉法：人人都能学会的脉诊 / 李树森著 . —
北京 : 北京科学技术出版社 , 2023.3（2024.5 重印）
ISBN 978-7-5714-2152-6

Ⅰ . ①长… Ⅱ . ①李… Ⅲ . ①脉诊 Ⅳ . ① R241.2

中国版本图书馆 CIP 数据核字 (2022) 第 221763 号

策划编辑：刘　立
责任编辑：白世敬
责任校对：贾　荣
责任印制：李　茗
封面设计：蒋宏工作室
出 版 人：曾庆宇
出版发行：北京科学技术出版社
社　　址：北京西直门南大街 16 号
邮政编码：100035
电　　话：0086-10-66135495（总编室）
　　　　　0086-10-66113227（发行部）
网　　址：www.bkydw.cn
印　　刷：北京捷迅佳彩印刷有限公司
开　　本：889 mm×1194 mm　1/32
字　　数：70 千字
印　　张：4.875
版　　次：2023 年 3 月第 1 版
印　　次：2024 年 5 月第 3 次印刷
ISBN 978-7-5714-2152-6

定　　价：59.00 元

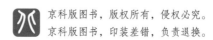

李树森简介

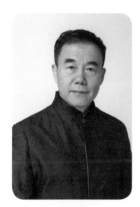

李树森，晚清御医、民国时期吉林市名医李五先生传人。8岁起，跟随祖父学习脉法、中药、针灸，尽得家传秘诀。30多年来，苦心孤诣精研脉法，在脉诊方面达到了炉火纯青的程度，指下功夫独到而神奇。2015年，将祖传长桑君脉法公之于世，受到中医界广泛关注和重视。2016年，被瑞士中医学院聘为客座教授；2017年，被南京中医药大学聘为客座教授，并被瑞士华人中医药学会聘为学术顾问；2021年，被广东省中医院聘为指导老师。目前担任世界中医药学会联合会脉象研究专业委员会副会长，中华中医药学会长桑君脉法传承与创新国际论坛专家委员会主任委员。

内容提要

　　长桑君脉法脉学体系法于自然，是李树森老师以家传脉诀"千年黄河易改道，百岁太渊左右滚；水火无情天上来，气精媾和脉中神"为理论基础，经30多年的钻研探索和临床实践而创立的一套独特的、非常有实用价值的、简单易学的中医三部九候脉法脉学体系。长桑君脉法脉学体系首创脉诊记录图，该图包括文字图标、图形图标、浮中沉图标、表中里图标等，这些清晰明了的图标可以形象、完整地表达、记录各种脉象、脉质、脉位以及脉中线的位置。脉诊记录图是长桑君脉法的绝技，一张精准的脉诊记录图就是一份完整的病历。学习长桑君脉法脉学体系后，脉诊图标就成了学员们的沟通语言。长桑君脉法脉学体系独创的脉诊记录图可谓中医脉学的革命性成果，具有划时代意义。

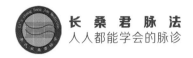

　　为了帮助广大的中医同道和中医爱好者初步学会运用长桑君脉法诊病，在李树森老师的指导下，其八位弟子对长桑君脉法基础课进行了传讲，本书稿即是在整理其弟子们传讲的"八讲长桑君脉法基础课"的基础上，增加了一些长桑君脉法初学者需要了解的其他内容而成的，可以帮助初学者全面地了解长桑君脉法，对脉诊不再"心中了了，指下难明"。

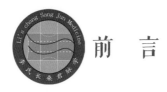

前　言

　　长桑君脉法为远古圣贤长桑君求道所得，该脉法源头歌诀为：千年黄河易改道，百岁太渊左右滚；水火无情天上来，气精媾和脉中神。这也是笔者的家传脉诀。

　　为求得天地之道，长桑君穷其一生精力往返于黄河流域，电闪雷鸣助其冥想，严寒酷暑难夺其心智。他多次遇黄河水泛滥成灾、高山变滩涂，湖泊支流亦随之泛滥；他亦曾举目千里，见沃土因干旱而草木不生，以致饿殍遍野。他感念苍生万物无不为水火流行而变，终于参悟出了天人合一之"道"，明了了阴阳居两端逆行而化生万物，天地以水火为二用，人以气精为二用。在天地，水与火合而化生为江河湖泊；在人体，气与精合而化赤为血。所谓人之血，合则为血，分则只有气与精而已。犹如水火之寒热，气与精

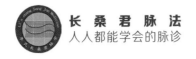

为阴阳之两端，精寒而气热。阴阳两极流行化生，则必有一往一来：阳往而动，主升，主津（热），主化；阴来而静，主降，主液（寒），主合。精与气往则中和为经脉（动脉）之血，肝主经脉（肝生脉，心舍脉）、藏血而舍魂，经脉行于内，显于太渊；气与精来则中和为络脉（静脉）之血，肺主络脉（肺生精，肾舍精）、舍魄，络脉行于表，瘀则肺寒。太渊显于寸口，六腑通天气而居脉之表部，五脏守地气藏真精而居脉之沉部，气精化生津液充盈变赤为血而行于脉中，是故脉中有天地、阴阳、水火。这就是长桑君脉法的源头。脉法的基本理论是"气精化生"，脉法蕴含的哲理都在滔滔东去的黄河水中。

气精化生以中为物、以中为用。气往则入中，故经脉之血为精包气；精来则气在外，故络脉之血为气包精。此为气精生化原理。

天地有水火，其中和则为河流和四海湖泊及沼泽；人身有气精（元气与真精），其中和则为经脉和络脉之血。阴阳往来以阴平阳秘为大要。阳往则阴平，阴包阳则天道左旋，阳在内主动、主升，阴在外抑阳不可

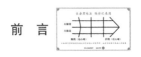

太过，此为"负阴抱阳"，为阴阳流行之正道。阴来则阳秘，阳包阴则地道右旋，阴在内主静、主降，阳在外主散，阳散则阴降，此为"戴阳归阴"，为阴阳流行之反道。如此，阴阳往来之间互根互用、相反相成。阴阳流行相合，既化生出形而下的"物"，又化生出形而上的"用"，故阴阳流行，以中为物、以中为用。

戴阳归阴，意思是阳散掉阴才能生出来。所以，络脉（经脉）的热散不掉则精不能生（肺金不能生肾水）。人类的静脉直接行于体表，通过皮肤散热。相比较于猿，人类最大的变化是把体毛基本进化掉了，从而使热散得快，这也是人类的高级之处。"热散精生"，正如《黄帝内经》所言："肺生皮毛，皮毛生肾。"皮毛散热才是肾水之上源，也是人体五行中"金生水"的必要条件，即"戴阳归阴"。

阴阳化生的正道是负阴抱阳，这与阴阳的内在因素关系大。阴阳化生的反道是戴阳归阴，是"冲气以为和"的被动一方，受外界制约的因素多，只有"归阴"才能进入新的阴阳化生层次。人体的阴阳往来化生相反相成，或者说一反一正必须同步进行。不能独

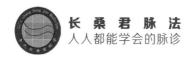

阴或独阳单行。

长桑君脉法基于天人合一之道，是在气精化生为血理论基础上，对寸口三部九候脉法理论体系的创新，尤其是其首创的脉诊记录图，可谓是中医脉学的革命性成果。

学习长桑君脉法，学的是脉理，懂的是阴阳，求的是道德。如是，则《黄帝内经》《难经》《伤寒杂病论》要旨自在其中。几千年前，中医起源于天地之道，中医的阴阳是道法自然之理。学中医就是学阴阳五行之术，明水火往来之用，守气精化生之德，擎冲气以为和之翼，悟中庸而知天命。故道之德是纲领，也是长桑君脉法的宗旨。

本书稿是在整理弟子们传讲的"八讲长桑君脉法基础课"的基础上，增加了一些长桑君脉法初学者需要了解的其他内容而成的，可以帮助初学者全面地了解长桑君脉法，对脉诊不再"心中了了，指下难明"，初步学会运用脉诊诊病。

李树森

2022 年 12 月

目 录

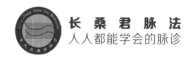

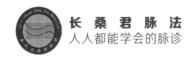

第一讲
长桑君脉法体系与
脉动原理

长桑君脉法法于自然，源于源头脉诀"千年黄河易改道，百岁太渊左右滚"，是以气精化生为理论基础，经我30多年的刻苦钻研与探索而创立和整理出的一套非常有价值的、独特的、实用的中医三部九候脉法体系。该脉法经临床验证效用非常明显。

一、长桑君脉法体系

长桑君脉法体系包括以下几方面的内容。

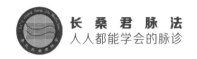

第一，长桑君脉法采用格物致知等独特的启发式的教学模式，格物之法包括煮粥论道、格山川、格树、格琴、格电梯、格水井、格水里的鱼、格木炭，等等。脉法虽然属术的层次，但脉法背后的中医哲理在道的高度。

第二，长桑君脉法的理论核心为气精化生原理，以"万物负阴而抱阳，冲气以为和"为纲纪，以五行解脉术、见一而知五脏六腑之变独步天下。

第三，长桑君脉法有三大特色图，即脉动图、脉形图、脉势图。这三个特色图各显脉理真谛。言脉动者，乃天地交媾、气精相搏，化赤为血，是为天命，不动则亡命。言脉形者，乃寒热之显现、清浊之异象，刚柔使然也。言脉势者，乃五脏之生克、六腑之出入、阴阳之平秘、三焦之虚实，均为之守势，势不在则天地反，失势则失本，失本则守之天命。脉动图相当于脉学的敲门砖，脉形图和脉势图是它的两翼。

第四，长桑君脉法有十大脉，这十大脉化繁为简，见微知著，大家可以很快地掌握并应用于临床，可谓事半功倍。十大脉包括脉滚动、动脉、短脉、紧

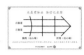

脉、微脉、见骨脉、浊脉、虚脉、寸上脉、八大脉，其中尤以动脉、见骨脉、浊脉、寸上脉最为重要，这四脉被称为"四大名捕脉"。

第五，长桑君脉法独创脉诊记录图，令三部九候脉象栩栩如生地展现出来。从古至今，中医脉法没有脉图之说，晋朝王叔和在《脉经》中用"心中了了，指下难明"说明了学脉之艰难。而我从家传脉诀"千年黄河易改道，百岁太渊左右滚"入手，经过30多年的潜心研究，发明了脉诊记录图。该图的基本构架元素包括三横、二竖、一弧、一折线，还有文字图标、图形图标、浮中沉图标、表中里图标，等等。这些图标成了大家日常学习以及交流脉法的通用语言。脉诊记录图栩栩如生地呈现病人的脉诊情况，医生可以凭脉直接做出诊断，便于复诊时掌握诊治疗效和判断是否进一步开方用药，便于与同行交流和存档。脉诊记录图不仅完善了中医脉诊的定性、定位和定量记录，而且使脉诊更规范化，可谓是中医脉学的革命性成果，在中医脉学的传承和发展中具有划时代的意义。

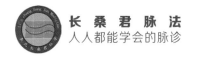

第六，长桑君脉法探索并还原了《黄帝内经》《伤寒论》中晦涩难懂的脉法，比如《黄帝内经》中的三部九候脉法、人迎气口脉法，以及《伤寒论》中的古典脉象，比如脉蔼蔼、脉累累、脉萦萦、脉瞥瞥等。

二、脉动原理

脉动图是长桑君脉法三大特色图（脉动图、脉形图、脉势图）之一。关于脉动的原理，可以这样来理解。

脉动时血流通过的过程可以看作是一个微型人在开门、跨进门、关门。血流由低处到脉动高点的时间为微型人开门的时间，血流在脉动高点流过的时间为微型人跨进门的时间，由高点再回到低处的时间为微型人关门的时间。

对于正常脉象而言，开门的时间较短，跨过门的速度不快不慢、比较从容，关门的时间较长。

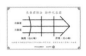

开门、跨进门、关门的异常状态，可分别见于不同的病脉中。

（1）开门动作快，见于数脉、动脉、洪脉。

（2）不是跨进门，而是跳过门，见于滑脉。

（3）不是跨进门，而是爬过门，说明血液的黏稠度较高，见于滞脉。

（4）没有关门的动作，见于短脉、动脉。虽然短脉、动脉都没有关门的动作，但动脉开门快，向上的撞击力略大，短脉开门时间正常，幅度正常或略小。

（5）关门的动作较慢，见于长脉。

大家可以把自己想象成脉中的微型人，在家里练习开门、跨进门、关门的动作，反复体会各种脉象的动作要领。

要想掌握脉动原理，就必须用中指在关部反复体会，不要在寸部、尺部练习，可以在心率为 60 次 / 分钟的人身上练习。在给病人把脉时，要想象有位来自天地间的微型人活灵活现地在你的手下上蹿下跳，或者从容淡定，或者张皇失措，或者漫不经心。脉动或者有头无尾，或者拖泥带水。

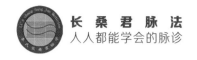
脉诊时，每诊必守如下顺序：定位、定中线、感觉一下微型人的三个动作是否标准。如何定位、定中线将会在后面讲到。

大家也可以反手在自己的关脉上用中指体验脉中微型人开门、跨进门、关门这三个动作是否标准，体会平脉中微型人这三个动作与病脉中微型人这三个动作的区别，包括微型人爬和跳的速度，看看自己是否有短脉。人的脉动会随着年龄的增长逐渐向短脉的方向发展。短脉代表着生命的衰老。

长桑君脉法中"脉中行"歌诀是：

气在脉中指下明，是短是长气在行。

一刚一柔血行时，气多气少是动静。

三阳之极心脉浮，一阳初始肾似井。

肝阳初壮动在下，治节行令脉四应。

阳气一退肺浮小，胃气来时脉中行。

（李树森传讲）

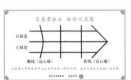

第二讲
脉诊记录图及脉中线
画法、脉滚动

今天，非常荣幸由我来带领大家一同开启这段神奇而美好的长桑君脉法之旅。与其说是讲课，不如说是分享，分享这四年来我跟随李树森老师学习长桑君脉法的一些感悟。

今天的分享分为三个部分：第一部分，长桑君脉法脉诊记录图及画法；第二部分，脉滚动及其临床意义；第三部分，临床医案分享。

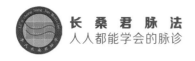

一、长桑君脉法脉诊记录图及画法

首先分享的是第一部分，长桑君脉法的脉诊记录图及其画法。

这是长桑君脉法体系当中最著名的脉图。脉诊记录图是记录脉象的工具，其内含有脉动图、脉形图、脉势图。大家请看下面这张图。

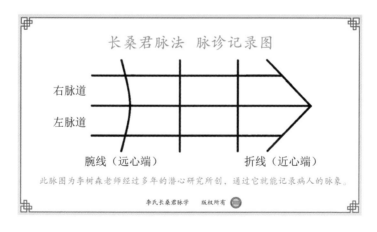

长桑君脉法　脉诊记录图

右脉道

左脉道

腕线（远心端）　　　　折线（近心端）

此脉图为李树森老师经过多年的潜心研究所创，通过它就能记录病人的脉象。

李氏长桑君脉学　版权所有

我们能从上图中看出什么呢？

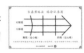

接下来，我们一起来了解脉诊记录图蕴含的生命迹象以及信号。

从结构上来看，本脉图包括三横、两竖、一弧线以及一折线。接下来我们来解读这张脉图。

在这张脉图中由三横构成的空间里，上部为右手脉道，下部为左手脉道；两条竖线把脉道分为三个部分，形成了寸、关、尺三部；中间的横线代表双手桡侧腕屈肌腱；弧线在左，为寸上与寸部的分界线，也就是腕横纹的对应位置，代表远心端；折线在右边，为尺下与尺部的分界线，也就是腹股沟的对应位置，代表近心端。寸、关、尺三部，其中寸9分，关、尺部各1寸，寸、关、尺脉中线的长度比例为9∶10∶10。实际的关部脉长度为桡骨茎突宽度。

脉诊记录图（简称脉图）是医生们沟通交流的桥梁，也是病人病情的一个缩影，更是记录宝贵的临床医案信息的重要方法。

学习长桑君脉法，首先要学会识脉图、画脉图，进而达到解脉图以及临床应用的目的。那么，如何将中医的千古之谜——脉诊通过脉图的方式表达出来

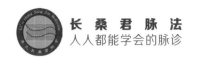
呢？如何将心中了了、指下难明的复杂脉象"平移"到这张图上来呢？

让我们一起来看一段李树森老师特地为我们录制的教学视频。

脉图画法

从李树森老师为我们录制的教学视频当中可以看到，画脉图有以下五个步骤。

第一步，在手腕处找到桡侧腕屈肌腱；

第二步，找到桡骨茎突，确定关位，从而画出尺位、寸位；

第三步，用中指的指尖从关位向尺位、尺下，沿着脉道点击，用一定的力度去确定各个部位脉动范围的中线，也就是桡部动脉血流的中轴线的最高点，并用点进行标记；

第四步，用食指指尖对寸位、寸上之脉动进行确

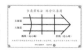

定，并且用点进行标记；

第五步，把寸上、寸、关、尺、尺下五个部位的点连成一条线，构成脉中线。

画脉中线时要注意，如果超过腕横纹的部位仍有脉动，也要标记出来，这个超过腕横纹的脉叫作寸上脉，一般正常人不可见。如果临床上出现了寸上脉，则代表其人体内阴虚内热。

"千年黄河易改道，百岁太渊左右滚"。古代先贤长桑君站在黄河边，每日观察河水的变化，年复一年，他发现水流的走势会随着时间的推移而发生变化。

黄河滚滚东去，遇平原则散大而曲折，遇山隘则湍急而奔腾，遇涝则溢，遇旱则枯，遇风则拍浪卷雾，遇寒则凝。隘前隘后，盛急则旋，出隘必宽。河堤变迁，自然而然。

那么，人体的血脉是否也像那滚滚的黄河一样，会随着时间的流逝而发生变化呢？长桑君从中悟出了中医脉法的原理，并流传了下来。

脉的寸关尺与黄河之间又有什么样的比拟关系

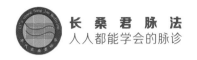
呢？脉诊之要在关部，关部的本质意思是关隘。关部的桡骨茎突会对经脉形成一个约束，气血流经此处脉道时就像黄河水从平原进入三门峡再冲出三门峡一样。脉诊时一定要先找到双侧的关隘，即桡骨茎突内侧缘到桡侧腕屈肌腱之间。关前散大为寸，关后溢满为尺，关上多急为紧，此为自然之道使然。

那么，什么是脉道呢？桡侧腕屈肌腱与桡骨茎突内侧缘之间的凹槽就是脉道，相当于《黄帝内经》中的"经隧"。寸口部位经脉（动脉）与脉道之间的关系，如同黄河之水与河道之间的关系。经脉通过腠理，在其周围有分肉、筋、骨、皮肤等。

河道宽窄相对静止不变，而河水在不停地流动消长变化。那么，相应于人体而言，随着年龄的增长，脉在脉道中也会不停地变化，脉也会发生偏移和滚动。画脉图的时候，我们要相信自己的手感，摸到了哪个活动点的最高处就标记上，也许你画的脉中线不是直的，但是只要脉中线是最高点的连线就是正确的，这一点，请大家在练习的过程当中一定要注意。

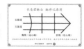

二、脉滚动及其临床意义

接下来我们来讲解今天课堂的第二部分内容——脉滚动。如果说脉图的画法关键是脉中线的确定，那么长桑君脉法的理论体系就是从脉中线的滚动开始的，这个脉中线的滚动在长桑君脉法体系当中被称为"脉滚动"。定脉中线就是为了与平脉脉道中线进行对比。

平脉是阴平阳秘的脉象，是古代先哲法天地之道推演出来的理想中的脉象。天不足西北，地不满东南。天人相应，故人无完人。人的生命由旦气开始逐渐混杂浊气，使衰老成为必然，所以人无平脉。

大家还记得长桑君脉法的源头脉诀吗？"千年黄河易改道，百岁太渊左右滚"。正常的寸口脉为直行的，但年龄增长或者疾病会导致脉在脉道上出现弯曲改变，即脉滚动。脉和脉道是脉法中两个不同的概念。脉是变动的，随着人的生老病死不停地变化；脉

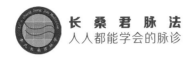

道相当于河床，是相对静止的。下图中，一眼就能看出老人的脉中线就是脉诀第二句的真实写照。

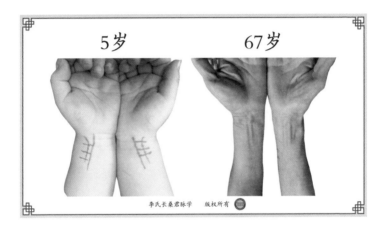

5岁　　　　67岁

67岁老人脉图

上图中，左侧为一位 5 岁儿童的脉图，右侧为一位老人的脉图。大家看一看这两张脉图有什么不同？

小孩子的脉大多是直的，老年人的脉大多滚动

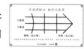

弯曲。

四季变化，斗转星移，随着时间的流逝、体质的变化以及疾病的演变，人体的血液、津液以及经脉均会发生一定的变化。

《素问·离合真邪论》说："经言气之盛衰，左右倾移，以上调下，以左调右……夫邪之入于脉也，寒则血凝泣，暑则气淖泽，虚邪因而入客，亦如经水之得风也，经之动脉，其至也亦时陇起，其行于脉中循循然，其至寸口中手也，时大时小，大则邪至，小则平，其行无常处，在阴与阳，不可为度，从而察之，三部九候，卒然逢之。"

我们都知道，学习中医一定要回归《黄帝内经》《难经》《伤寒论》，可是这些生僻难懂的经典中的真理，我们苦苦追寻却不得其法，有的时候只能望而却步。庆幸的是，我们遇见了长桑君脉法，遇见了李树森老师。

那么当出现了脉滚动，如何去判断阴阳寒热呢？接下来我们通过一个视频来学习脉滚动。

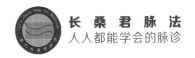

脉滚动

关于脉滚动，李树森老师为我们总结了以下四个要点。

第一，脉滚动原理。需要把握四个字——平移求腑。六腑通天气，六阳经为六腑之别使（六腑余气）。经腑一体，隐而合一。腑若动摇，六经随迁。故"千年黄河易改道，百岁太渊左右滚"。六脉随着年龄或者是病情的加重，会在脉道上出现如同黄河的九曲十八弯那样的扭曲改变，我们将之称为"脉滚动"。

第二，阳经寒热判断方法。我们都知道，脉平移为六阳经气化，经与脉分离而产生的。六腑之寒热如天地之水或云、或雨、或雾，或天气之烈日炎炎、冰天雪地。腑若动摇，六经随迁。腑受病则脏难安，六脉为之滚动。此病理变化反映在寸口脉，会出现位置

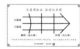

的水平移位。此变化不是几天内形成的，需要几年，甚至几十年才能形成。所以脉滚动的移位程度也代表了疾病的时间长短和病情轻重。手臂的内侧为尺侧，外侧为桡侧。脉滚动无非就是向尺侧偏移，或者向桡侧偏移。阳经气多血少在脉表，在外。这里需要大家记住：向内平移说明该阳经有寒（血寒则收），外侧裸露出的脉道增大，是阳经为病，主气少（寒盛）；向外平移说明该阳经有热（阳经热盛则胀），里侧裸露出来的脉道增大，也是阳经为病，主气盛（热盛）。如左关外移为足少阳胆经热化，左尺外移为足太阳膀胱经热化，女子为宫热，男子为痰。

第三，脉滚动的临床意义。如果出现了脉滚动，有什么临床意义呢？当脉外移时就说明热盛，热盛则胀，出现了脉外移就说明里面裸露出的脉道增大，是阳经为病，在临床上多主气盛，也就是热盛。如果出现了脉内移，则说明血寒，血寒则收，外面裸露出来的脉道就会增大，这也是阳经为病，在临床上多主气少，代表着寒盛。

第四，脉滚动对于临床治疗的意义。脉滚动对

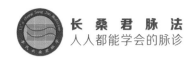

于临床治疗也是有一定的意义的。比如说，掌握六腑阳经以通为顺的原则，在治疗时可以遵循以下的顺序：少阳为首，阳明次之，最后调太阳。临床当中也会遇到很多的怪病，怪病责之少阳，正邪之争就是半表半里之争，往来寒热、更年期潮热均是如此。

了解了脉滚动的原理以及临床意义，接下来我们一起来学习脉滚动的画法。

脉滚动的画法

三、临床病案分享

下面通过几个病案来分享脉图以及脉滚动的临床应用。

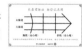

病案 1

远程解脉（脉图之中，含有天地）。

请大家先来看这张脉图。

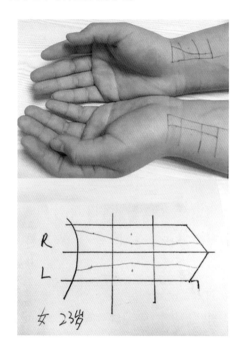

上图是在公益课教学过程当中，学员提交上来的比较标准的脉图，我进行了远程的解脉。

病人有如下表现：①刷牙偶有牙龈出血；②心慌

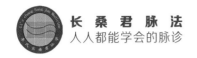
胸闷，容易憋气；③大便不规律，便秘；④腰部不适；⑤易胖体质，不容易减重；⑥皮肤偏油，容易长痘；⑦手脚容易冰凉；⑧熬夜偏多；⑨饮食以外卖较多；⑩呼吸音粗，睡觉打呼噜。

温馨提示：①注意饮食清淡，多吃蔬菜，少吃甚至不吃油腻之品；②适当运动，用热水洗脸，以减少毛囊堵塞，预防痤疮；③减少熬夜，预防脱发。

另外请注意：拍照时手腕部向上，最好把手腕也拍上，写上时间、姓名，便于资料整理。

解脉结果得到了学员的高度认可。

我们都知道，脉诊是中医诊断学望、闻、问、切当中最难学习、最难掌握的一种诊法。在学习长桑君脉法之前，我不知道心中了了、指下难明的脉象竟然可以用画图的方式来表达，更不知道我们在与病人相隔千里时也可以根据一张脉图对病情进行精准的解读。画脉图是学习长桑君脉法的一个基本功，需要不断地去练习，在以后的学习过程当中，大家一定要多画，不要怕画错，多画才能够练就比较扎实的基本功。

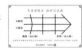

有了脉图，我们就可以进行远程的诊断，医生之间也可以对病人的病情进行高效的交流，这也是长桑君脉法的独到之处。

病案 2

常某，女，31 岁。2021 年 4 月 17 日初诊。主诉：甲状腺功能减退，甲状腺结节 3 年。

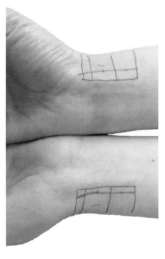

常某，女，31 岁。
甲状腺功能减退。
2021 年 4 月 17 日初诊。

脉图：左关内移（胆经寒化）；左尺内移（膀胱经寒化）。

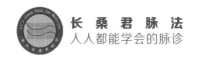

治疗前：颈部粗大，结节明显，胆小，多疑。

治疗一次后：颈部变细，结节变小，病人欢喜。

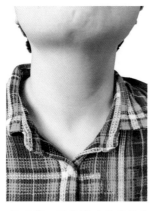

治疗前：甲状腺功能减退3
年，甲状腺结节明显，颈部
粗大。

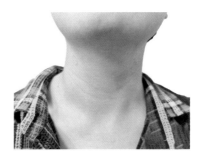

治疗一次后：结节明显
变小。

　　脉诊是中医的灵魂，如果整个治疗过程没有精准的脉诊作为治疗导航，我们在临床当中往往会找不到方向，摸不着头脑，所以在学习长桑君脉法的这四年里，我非常感恩李树森老师将长桑君脉法公布于世。我们可以画脉图、解脉图，也可以在脉图、脉滚动理论的指导下进行快速有效的治疗。这位甲状腺功能减

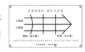

退伴有甲状腺结节的病人，已经患病 3 年，曾经也用了很多的方法治疗，最后才经朋友介绍到我门诊进行治疗。在脉诊的过程中，病人非常地信任我，治疗一次之后，病人的结节就明显地缩小了。

病案 3

赵某，女，65 岁。2021 年 4 月 20 日初诊。

主诉：全身疼痛，不能触碰，碰哪儿哪儿疼，表情十分痛苦，且面容憔悴，弯腰驼背，很不精神。根据脉图来看，病人素体虚寒，久病入肾，中气下陷。脉息比为 50/17（2.9），少气。关于脉息比，后面的课程中会给大家做详细的讲解。

针药并用，治疗一次后，病人的脉滚动发生改变。治疗前（红色）右关内移明显，说明胃经寒化。治疗后（黑色）右关明显较前外移，说明胃气来复，脉息比为 62/18（3.4）。

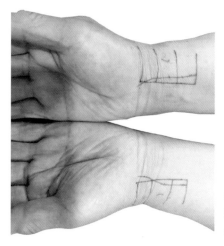

赵某，女，65 岁。
2021 年 4 月 20 日初诊。
治疗前：右关内移。

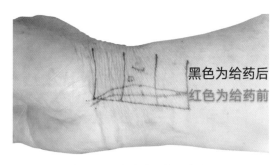

黑色为给药后
红色为给药前

治疗后：右关外移，中气渐复。

病人胃气明显恢复，精神好转，面色红润，起针后自己梳头，来时坐的轮椅也仿佛成了摆设，下楼梯

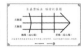

时自己开门，腿脚有力。

在这里需要提醒的是，脉滚动多为久病所致，一般短期治疗不会发生太大的变化。不过，自从学习了长桑君脉法以后，有了比较精准的诊断做导航，我的"中医是慢郎中"的认知慢慢地也被颠覆了。相信大家的医术也会在以后的学习过程中不断地得到提升。

非常感谢李树森老师打破家规，将脉法绝学公布于世，让我们在学习脉法的过程中感悟天地，参悟人生，不断地提高自己的医疗水平，增强中医自信。

（陈俊传讲　李树森增订）

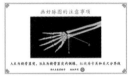

第三讲
标准脉图画法再指导

　　经过一周的练习，在各位助教老师的督促和精心指导下，大多数学员都上传了多份脉图，在此我为大家的用心学习点赞。但同时我也看到了大家画图时存在的一些问题。今天我就普遍存在的问题进行指导，并说明画图重点，希望每一位学员都能画出标准的长桑君脉图。

一、关位与脉道中线

　　首先，我强调两个非常重要的概念。

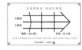

第一个概念，就是至关重要的关位。关，也是关隘。在长桑君脉法中，双关部的意义十分重大。所以，定准关位就显得尤为重要。我们要以桡骨茎突实际宽度定关位。

第二个概念，就是脉中线。我们要明白脉道中线和脉中线的区别。

脉道中线是标准中线，随着年龄的增长，任何人的脉中线都会逐渐地偏离脉道中线。那么脉道中线如何确立呢？我们一起来看一下这张图。

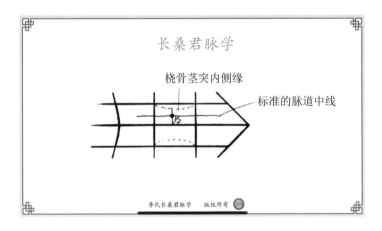

如上图所示，从桡骨茎突的内侧缘，也就是虚线

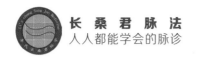
所显示的部分，到桡侧腕屈肌腱距离的中点画一条直线，这条直线就是标准的脉道中线。而我们平时所画的在脉图上显示的则是实际的脉中线。

脉道中线，大家心中要有，但是不必画出。将实际的脉中线与理想的脉道中线相比较，可以判断脉的滚动，通过脉中线的平移可以判断阳经的寒化热化。

二、标准脉图的画法

接下来我们来复习一下标准脉图的画法。

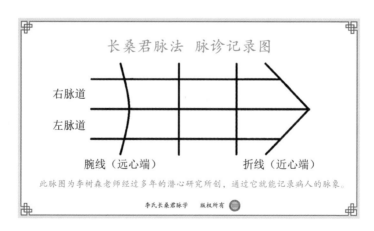

长桑君脉法 脉诊记录图

右脉道
左脉道

腕线（远心端）　　　　折线（近心端）

此脉图为李树森老师经过多年的潜心研究所创，通过它就能记录病人的脉象。

李氏长桑君脉学　版权所有

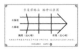

上图就是长桑君脉法的标准脉诊记录图。我们可以看到三条横线，中间的一条为桡侧腕屈肌腱，即筋线，左右手的筋线重叠。上下的两条分别为双侧手臂的桡侧缘线，这里请大家注意，是手臂的桡侧缘线，不是桡骨茎突的内侧缘。

三条横线所构成的空间，上部为右手脉道，下部为左手脉道。

一条弧线在左侧，也就是腕线，为寸与寸上的分界线，为远心端；折线在右，指腹股沟，为尺与尺下的分界线，为近心端。

中间的两条竖线，把脉道分为三个部分，形成寸部、关部和尺部。在纸图上我们要求寸、关、尺的比例为 9∶10∶10，但在手上画脉图的时候是以桡骨茎突实际宽度定关位，不必满足此比例。

三、画好脉图的注意事项

下面我们再来讲一下画好脉图的注意事项。

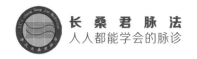

第一，就是请病人坐正，手腕放平，放松，可以在手腕下面放置一个脉诊垫，或者是软布、软毛巾之类的物品，在画图的过程当中尽量避免移动。我相信不少人都遇到过这样的状况，本来就对画图还不是很熟练，好不容易画好了手图，要拍照了，病人突然动了一下，导致全部线条都偏移了。为了避免这样的情况发生，从一开始我们就要请病人坐正，手腕放平，放松，避免接下来的过程当中出现不必要的移动。

第二，作为医者，三指平放，抵在筋旁，沿着桡侧腕屈肌腱的桡侧缘画出筋线。在这个过程当中，注意手指一定要轻放，尽量不拉动皮肤，因为如果拽紧了对方的皮肤画线，当你画完后松开手指的时候，由于皮肤本身的弹性，筋线可能就会偏移了。

第三，就是确定关位。我们首先要找到桡骨茎突的实际宽度，大家一起来看一下下面这张图。

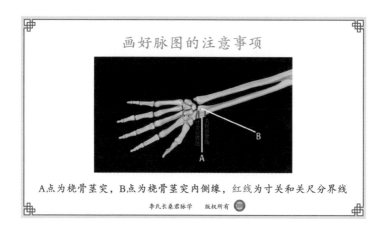

画好脉图的注意事项

A点为桡骨茎突，B点为桡骨茎突内侧缘，红线为寸关和关尺分界线

从上面这张图中我们可以看到，桡骨茎突犹如一个斜的小山坡，所以，我们要找到它的两侧的山角，也就是图示的这两条红线，他们之间的距离代表了桡骨茎突的宽度，也就是说，这两条红线就是寸关分界线和关尺分界线。

同时，我们要找到桡骨茎突的内侧缘，也就是图中的B点，这一点在有些病人的手腕上确实不太好找，建议大家把手指立起来，往里面稍微抠一抠，去找到这个B点，并且标示出桡骨茎突内侧缘切迹。

第四，就是确定寸位。腕线可以参考第一条腕横纹，但有些病人的手腕部分横纹比较多，比较乱，不

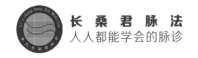
太好找，可以建议对方屈腕，通过屈腕来确定。通常寸位的宽度大约相当于病人食指的宽度，但是大家会发现有些人的寸位特别窄，在以后的课程当中会讲到这样的情况。

第五，就是确定尺位，尺位的宽度大约相当于病人中指的宽度。

第六，当寸、关、尺三部都确定好之后，就可以画脉中线了。通常我们用中指的指端，从关位向尺位、尺下感知脉动的最高点，用食指确定寸位和寸上位，最后将寸上、寸、关、尺、尺下的点连接成完整的脉中线。

当某部位存在脉滚动的时候，可以根据脉的走向去布置一个点，尽量画准。大家可以通过多画老年人的脉去练习指感。

第七，寸位脉管分叉，有上行支、下行支，画出摸到的最明显的一支。

第八，按比例完成纸上脉图，要求纸图和手图保持一致，并且标示病人的年龄、性别、时间。

第九，拍照的范围要大一些，包括手掌和部分手

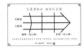

臂，光线自然均匀，两手合并，手腕要放松、放平，发送图片时要确保图中手指朝左。

四、常见脉图错误举例

接下来，我选取了部分学员画的脉图，以举例说明常见错误。在这里没有批评任何人的意思，只是以此为戒。

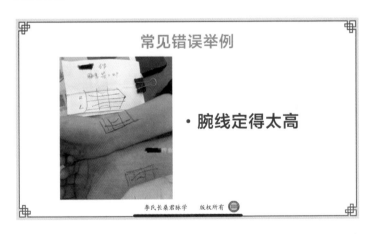

这张图中，腕线定得太高了。蓝色的线条是助教修改的部分。

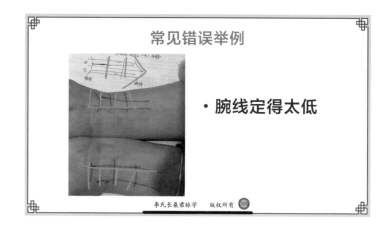

这张图中，腕线定得太低了，绿色的线条是助教修改的部分。

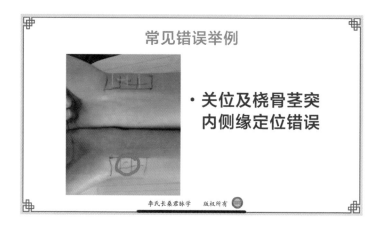

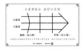
前面这张图中，右手的关位定位不标准，而左手的桡骨茎突内侧缘的定位也错了。

五、优秀脉图欣赏

上面列举的都是脉图中比较常见的一些错误，但我也同时发现一些学员的进步非常大，所画的脉图线条清晰，定位基本准确，格式也符合标准。如下图。

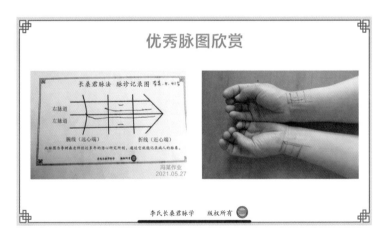

上图是我选取的冯同学的一份脉图，画得非常

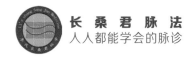

好，大家要向她学习。

六、画好脉图的重要性

最后，我还是要强调一下画好脉图的重要性。长桑君脉图为李树森老师从家传脉诀入手，经过 30 多年潜心研究而发明的最实用、最形象的中医脉诊记录图。未来随着课程的推进，大家可能会学习到更加复杂的脉法图标。

想要将病人的脉诊信息用这些特殊的线条符号完备地记录下来，以便于存档和交流，画好脉中线是第一步。那么现阶段就一定要练好基本功，大家千万不要觉得差不多就好，一定要努力做到准确无误。

严谨是一名医生必备的专业素养，希望大家养成严谨的好习惯。

（王俭传讲）

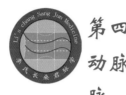

第四讲
动脉、脉滚动、短脉与紧脉

一、动脉

动脉是长桑君脉法十大脉之一，内涵深刻。动脉为阴阳相搏、上热下寒、腑热脏寒所致，是人体正在发生"内战"的反映。其指感：指下有上抬的撞击感，甚则搏指感、敲鼓感。脉在搏动时会产生一个垂直向上的扩张力，动脉的指下感觉就是这个力变大了，达到了撞击的程度。动是上下感觉，可以兼见其他脉象，比如动数、动缓、动结、动促、动代。

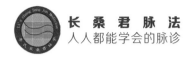
（一）动脉的分级

动在表为"略动"，动在中为"明显动"，用肉眼可见到的鼓动皮肤的搏动，为"视动"。视动脉的本质是阴精亏损、化生失源、阴阳失本、道离纲纪，为金不生水、肾精亏损失其上源所致。阴不足则阳气浮越，阳急欲脱则显动于上。

关于动脉之手感，可以短中求动，即先感觉一下是否有短脉，在短脉基础上再感觉一下是否有搏指感。略动多见于常人当中，只是腑热脏略寒，血压不高。可以找高血压病人体会一下明显动的感觉，体会明显动时，表、中、沉的搏指感与脉中微型人不关门的特征。临床高血压有多种类型，其中合并动脉硬化的高血压动脉最明显。有动脉的不全是高血压，但高血压病人的脉象基本都是动脉，部分动脉会有明显不同于其他脉位渗透出来的热感。

一动知百病。当诊断到动脉时，一定要清醒地认识到病人体内正在进行着一场看不见的战争，而且敌

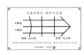

人已经占据了上风。凡是动脉，其病机均为腑热而阳
上亢，甚至化燥为火；脏寒而阴盛于下，甚则血泣
寒凝。动则上下阴阳相搏，阳气未衰，但已经处于
下风。

关于动脉，长桑君脉法的脉诀为：五脏六腑化寒
热，血为沙场气为兵；阴阳相搏，上热下寒，腑热
脏寒。

（二）动脉的临床意义

六部脉位的动脉的临床意义是：左寸动脉表明小
肠热心包寒，左关动脉表明胆热肝寒，左尺动脉表明
膀胱热肾寒（心包寒），右寸脉动表明大肠热肺寒，
右关脉动胃燥脾湿，右尺脉动表明三焦热肾寒（心包
寒）。其中，双关部的动脉尤为重要。右关动脉责于
上下相搏、胃燥脾湿，病人常表现为泄泻腰冷、宫热
黄带、肺热；左关动脉责于胆热肝寒、肝阳上亢，或
经脉血泣寒凝。

长桑君脉法的双关动脉脉诀是：双关动时阳亢

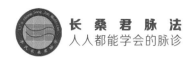
上，脾见浊虚脑髓空；胆热肝寒腿先冷，上实下虚脑中风。

如上所述，动脉可用于高血压的诊断，两个以上的脉位出现明显动才能诊断为高血压。并且，双关动才是高血压病人的特征脉。病人往往腰腿寒痛比较重，肝血寒时上实下虚，双下肢会更寒。

明显动多见于高血压、糖尿病、吸毒病人。左关明显动者，多见于高血压二期兼早期动脉硬化。如果指下感觉到动脉，一定要给病人测量血压，而不要问病人血压高不高，因为早期高血压病人自己也不知道自己血压高不高。

二、动脉与脉滚动、短脉

其实，长桑君脉法中的动脉兼大脉（经脉宽）就是二十八脉中的洪脉，洪脉多见于患有高血压但不服用降压药的病人，所以洪脉更是心肺阳气不足的反映。病人虽然满面红光，但本质已是表实里虚、上实

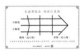

下虚、腑热脏寒。肝藏血，血泣则脏寒，肝胆表里相
应，相反相成。肝若寒则胆必热，胆热肝寒则上下搏
动，脉见动而搏指，动极则洪。所以高血压左关明显
动则为"胆热肝寒腿先冷，上实下虚脑中风"。

（一）脉滚动与动脉

脉滚动与动脉分别代表着慢性病与刻下病，经
（脉滚动）与腑（动脉）的寒热改变。脉滚动为慢性
病的反映，是十二经的病变，代表了身体的病变历
程；而动脉是刻下病的反映，这时体内正在发生阴阳
搏杀，脏腑相搏。例如，右寸外移是脉滚动，是久病
的反映，平移求腑，则可判断为大肠经热（经络为六
腑之余气），而不是大肠热；右寸动是刻下病，是正
在发生的疾病，是大肠热肺寒的反映。所以，右寸脉
道外移和右寸动要区分开。再比如，左寸内移是小肠
经寒化，左关外移是胆经热化，左尺内移为膀胱经寒
化。一定要分清经与腑的不同。

关于对脉滚动与动脉分别反映出的病的治疗，要

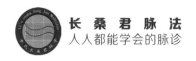

先治动脉反映出的刻下病，兼顾六经病。

（二）短脉与动脉

　　如果把血管中血流通过时的脉动过程看作是开关门的话，那么短脉特点就是开门正常，上升到顶点时不弹开手指，幅度正常或偏低，有降支缺失感（开门正常，没关门）。无论表取、中取，还是沉取，都可能存在短脉。短脉和动脉都没有关门动作，但力度不一样。动脉开门快并有撞指感，向上撞击力量略大，有降支缺失感，又有弹开手指的感觉，或者说有个向上抬的力量（撞开门，且没关门）。用脉动图来说明的话，平脉是微型人开门、过门、关门时均从容不迫；动脉是微型人开门快，过门幅度高，不关门；短脉是微型人开门正常，过门时幅度正常或偏低，不关门。

　　如果出现了短脉，那么三部脉往往都是短脉，只是在六脉位表现的强弱不同。短脉分为轻、中、重三个等级。轻的叫"略短脉"，中的叫"短脉"，重的叫"明显短脉"。

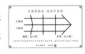

　　长桑君脉诀：短为气虚，长为气滞，滑为气热燥伤营。

　　短为气虚，短则生命力已处于弱势。短脉代表心肺阳气推动血液的力量在逐年下降。一旦摸到短脉，就要意识到病人的生命力已处于衰老的过程及其疾病较重。人是阴阳结合体，人的生命状态就是从阴阳结合向全阴的方向发展，衰老是阳衰阴盛的过程。这个阴是浊阴，就是中医讲的顽痰和毒结。学会了识别短脉，就能判断病人患的是脑缺血、脑缺氧、主动脉硬化还是心力衰竭等。这是非常实用的临床诊疗技术。70 岁以上的老人有明显短脉时，多数病人患有心功能不全、脑供血不足，衰老严重。如果 40 岁的人有明显的短脉，则很可能患有器质性疾病。从病机的演变来看，脉象变化的过程应该是平脉、动脉、短脉、见骨脉，这也是一个阳气递减的过程。由动脉变短脉时，人体阳气的多少发生转折与质变。

　　关于动脉与短脉的长桑君脉诀：阴阳相搏谓之动，阴阻阳时谓之短。

　　动脉反映的是阴阳正在打仗，敌方已经占了上风；

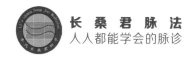
短脉反映的是敌方已经胜利，人体正气残喘。因此，动脉反映的是阳气未衰，短脉反映的是阳气已衰。

三、紧脉

长桑君脉法的核心理论是气精化生。肝阳包括肝气和津，肝阴包括精和液，肝血包括气精津液。肝主经脉（经脉血为精包气、寒包热），肝气不足则阴胜阳、寒胜热，寒性收引则脉紧；肝精不足则气盛，经脉阳气失阴精制约则脉变散大而软（沉取无疆）。故脉紧和软的根源实为气与精胜负的必然结果。长桑君脉诀：脉紧寒胜，脉软失精，失精则湿温内生。

《灵枢》曰："诸寒收引。"体内的寒气困于脏则脏寒。脏寒则血泣脉凝，表现在寸口脉上则为紧脉，重者弦紧如张弓。寒之极则阴气凝而"坚冰至"，阴阳不交通，阴变为邪实，寸口脉可见附骨之细条纹，非沉而搓骨不可得。紧脉的指感特点：指下如按绳索。

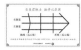

弦脉的指感特点：指下如按琴键。在脉形上可感知紧脉和弦脉的阻力轻重程度不同，紧脉的阻力比弦脉的阻力大；紧脉的脉幅宽于弦脉，弦脉脉幅最窄时如拉紧的头发。

（李树森传讲）

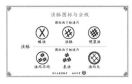

第五讲
浊脉及其临床应用

今天我们继续学习长桑君脉法中的浊脉及其临床应用。

一、浊脉

在具体介绍浊脉之前，先介绍心包经浊的判断。在手腕掌侧桡侧腕屈肌腱和掌长肌腱中间是心包经，正常时两筋之间有一定的空隙，触诊是柔软的、松软的，当皮下触诊发生实变甚至坚硬时，多数原因是肉蛋摄入过多导致脂肪堆积，人体皮下筋膜因脂肪堆积

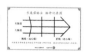

出现混浊改变，这种现象就是心包经浊。

浊脉，我们不但在指下会有一定的感觉，而且在长桑君脉法整个体系当中，还可以用图标的方式进行标注。下面是几种浊脉的图示方法，有略浊、浊脉、明显浊、浊而不均、表浊以及浊而大等。

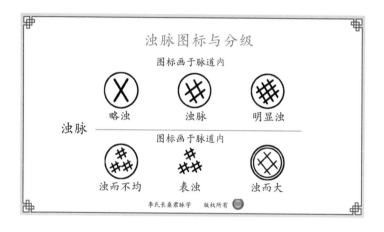

对于浊脉，很多人可能是头一次听说。关于浊脉的出处，最早见于《史记·扁鹊仓公列传》中淳于意的诊籍，里面有四处记载。第一处："切其脉，得肝气，肝气浊而静。"第二处："诊其脉，心气也，浊躁而经也。"第三处："肾气有时浊。"第四处："切其脉

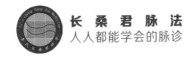

时，风气也，心脉浊。"

除了《史记·扁鹊仓公列传》，大家可以查查其他的中医著作中有没有浊脉的记载。郭东明老师说《素问》有63篇、《灵枢》有60篇都论到了脉，其中有没有浊脉的论述？《难经》《伤寒杂病论》中有没有浊脉？王叔和的《脉经》中有没有浊脉？后世脉法二十八脉中有没有浊脉？查查看，你就会发现，这些古籍中都没有浊脉的论述！

也就是说，自仓公以后，浊脉就名不见经传，销声匿迹了，失传了。所以我们说李树森先生是为往圣继绝学，这"绝学"二字绝非过誉之辞！自李老师将家传长桑君脉法公布于世，浊脉才渐渐为人所知，为人所识。所以希望大家都能以敬畏之心、感恩之念，珍惜我们学习长桑君脉法的机会。

二、浊脉的诊断及临床意义

浊脉的本质就是血管中的内容物变多了，代表阴阳不分的浑浊状态。浊脉居于皮下、脉的表中之间，较难判断，所以需用特殊的打指法来感觉。所谓特殊的打指法，就是用指端上 1/3 处反复敲打要诊断的脉位，力量适中，不可太重，灵活应用。请大家反复观看李树森老师的演示视频，找些脂肪肝、血脂高的病人反复练习指法。

浊脉诊断（一）　　　　浊脉诊断（二）

左关浊脉一般主脂肪肝、高脂血症。李树森老师说，关于脂肪肝、高脂血症的诊断，一般先要目视，如关位略略圆融，下指的时候有一种黏稠和有脂肪垫的感觉，并且脉与脉道的边缘也不是十分的清晰，就可以确诊。注意指法：用手指敲一敲，随后可以旋转着敲一下，再推一推。

通过右关，一般可以诊断胆固醇高，但也需要观察一下右关是否圆融。如果我们看到右关圆融，手放

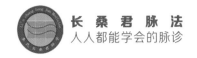

到关位之后，围绕关位旋转一下，如果比较圆融，有坚硬感，基本就可以判断存在胆固醇高。胆固醇高的脉象特点是一般指下会有点状的不光滑感。注意指法：可以用旋转的指法去感触脂肪垫。

浊脉是老年人常见的脉象，也是诊断心脑血管疾病最重要的方法，为心脑血管疾病的早期发现与预防提供了可靠依据。若老年人心脉浊而硬，且脾气明显弱，应建议其立即进行心导管检查，不可按普通的治疗方法进行治疗，防止治疗时发生意外。

三、格煮粥，知浊脉与化浊

下面我们从煮粥的角度来看浊脉。李老师曾提示我们："一锅煮好的粥常见的浓度有三种：太稀、正好、太稠。如果以这三种浓度对应血脉，大家会想到什么脉象？"那很明显，粥煮得太稠，就是浊脉。相对于煮得正好的粥，这个太稠的粥就是混浊、模糊不清的。粥太稠，就是水太少了，可能会糊锅。如果粥

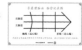

煮糊了，就会产生焦垢，粘到锅壁上并变硬，这些都和浊脉的指感能对应上。所以李老师说，粥煮好了，脉法会无师自通。

出现浊脉后，如何化浊呢？

第一，滋阴降脂。既然是水少导致粥太稠，那么我们自然可以理解为加水就可以化浊，在此我们先不考虑火候等因素，因为大火烧开后都会调成小火，火候基本不变。加水呢，可以理解为中医的滋阴、养阴和润燥，这一点可以参考中药的现代药理研究。首先说明，我们研究药理并非是要找出中药的有效成分，而仅仅是为了帮助大家理解中医的化浊思想。比如中医的滋阴药中，熟地黄、何首乌、黄精、玉竹、枸杞子、女贞子、楮实子、山萸肉、桑椹等，药理研究显示都能明显降低高血脂，改善血液黏稠状态。理解了加水化浊的格物思想后，对那些尚未研究出可以改善血脂稠的滋阴药，比如麦冬、天冬、沙参、玄参、百合、石斛等，我们就会有这样的认知：它们也可以化浊。我们只是借助药理研究来说明加水化浊的道理，衷中参西，西为中用。

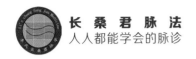
　　第二，油润化浊。油润化浊其实可以理解为加水化浊的延伸，即含有油脂的种子类中药也可以化浊。药理研究显示，含有油脂的种子类中药（比如说全瓜蒌、火麻仁、苏子、萝卜子、白芥子、杏仁、枣仁、黑芝麻等）大都含有可以调节血脂的不饱和脂肪酸。像瓜蒌治胸痹，自仲景以来就广为应用，本草书籍说瓜蒌可以洗涤胸膈中之垢腻，这个垢腻不就是煮煳的粥吗？不就是粘在锅壁和锅底的焦垢，不就是浊吗？

　　西医病理学对脂肪堆积的血管有个形象描述，叫动脉粥样硬化。看这个名字我们就知道，人家也在"格粥"。既然是粥样硬化，那这个"粥"一定是太稠了，而且是煮糊了，都硬化了。我们不妨把动脉的斑块看作是粘在锅壁和锅底的焦垢。讲浊脉的指法和心包经浊触诊时，老师是不是也提到了僵硬？这是从煮粥的角度来认识浊脉和化浊。

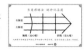

四、格黄河，知浊脉与化浊

　　下面从黄河的角度谈一下浊脉和化浊。黄河，顾名思义，因为多泥多沙色黄才叫黄河。泥沙太多，黄河不就成浊河了吗？所以我们说浑兮其若浊。长桑君眼中的浊河就是浊脉。所以我们画脉图时也说"手下画脉图，心中有黄河。"泥沙太多，就需要治沙，就牵涉到黄河的治沙。笼统地讲，黄河治沙有三个途径：一是植树造林、退耕还草、保持水土，二是筑坝拦沙，三是水库调沙。

　　天人相应、天人合一，同样的问题，在黄河须治沙，在人体须化浊。《黄帝内经》讲"在天为风，在地为木，在人为肝"，所以说植树造林、退耕还草在人体就是调肝系统。水坝、水库可以理解为人体的根基、根本，脾为后天之本，肾为先天之本，脾主运化，肾主一身之水，水土保持又依赖于植树造林，所以说肝、脾、肾三者共同肩负治浊重任。

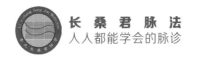

下面举例说明。河南中医药大学的王付老师讲过，以五苓散为基础方治疗重度脂肪肝，绝大部分病人不到三个月就能恢复到接近正常水平。五苓散中的猪苓、泽泻可以视为入肾直接泄浊，相当于水库调沙。白术、茯苓健脾助运化，相当于水坝拦沙。桂枝辛温，《素问·脏气法时论》说"肝欲散，急食辛以散之，以辛补之"，辛温的桂枝就是调肝的。当然，治肝有多法，这里只举辛散一法。

这是从黄河治沙的角度给五苓散化浊做一个尝试性的解说，仅供大家参考。

我们学脉法离不开格物致知，比如上面说的煮粥，大家其实可以把火候、勺子、锅盖等因素也考虑进去，从而得出一个不一样的化浊思路，也可以得出相应的针灸治疗方案，这个问题有待大家进一步思考。

（李刘山传讲）

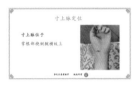

寸上脉定位

寸上脉位于
掌根部桡侧腕横纹上

第六讲
寸上脉

寸上脉为长桑君脉法中"四大名捕"之一，是一个重要脉法，掌握之后对重大疾病的诊断和预防可起到至关重要的作用。寸上脉的原理与都江堰有相似之处，都江堰的作用是使洪水来时能够自动分流，人体血脉怒张的时候也会分流，只是分流的量少而已。

寸上脉是哪条血管呢？它是桡动脉进入掌肱动脉的上行分支，正常情况下，它行于腕骨的凹陷中，是不显现的，也就是说，寸上脉在正常情况下是摸不到的，如果摸到了，它显见了，那就是异常的。

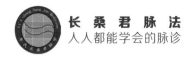
一、寸上脉的定位、画法与分级

下面我们来看一下寸上脉的定位。

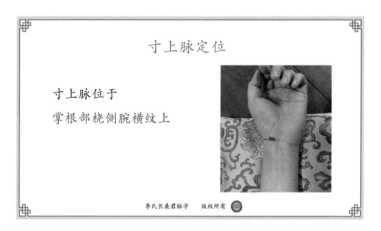

寸上脉定位

寸上脉位于
掌根部桡侧腕横纹上

李氏长桑君脉学　　版权所有

寸上脉位于掌根部桡侧腕横纹上，也就是上图中我标红的地方，所以大家今后摸寸上脉的时候要在这个部位摸，这是左手的寸上脉。右手的寸上脉部位与此对应。

下面我们看一下寸上脉的画法。

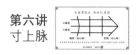

脉 质	意 义	脉 图 画 法
右寸上脉	阳维脉：肝肾阴虚	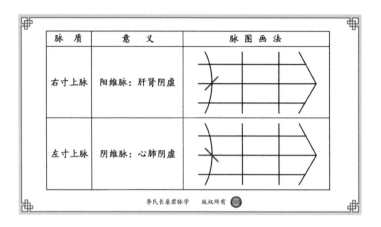
左寸上脉	阴维脉：心肺阴虚	

上图中，上面的是右手的寸上脉，下面的是左手的寸上脉，大家一定不要画错。

寸上脉有分级。长桑君脉法的许多脉象都有分级，为什么呢？因为疾病程度有轻、中、重之分，所以我们摸到的脉象也有轻、中、重之分。知道了怎么画寸上脉，我们再来看一下怎么画它的分级。

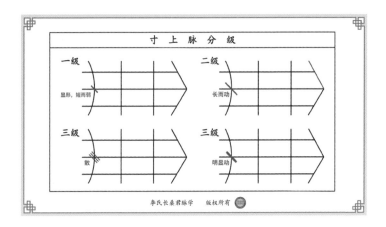

从图中我们可以看出来，寸上脉分为三级：一级、二级和三级。三级有两种表现形式：一种叫散，一种叫明显动。

一级寸上脉：搭手就有，就是把手放到这个位置上就感觉到有脉跳。正常情况下这个位置是没有脉跳的，如果有脉跳就说明是有病的。

二级寸上脉：在这个位置上可以摸到一个有形的脉管，正常情况下在这个位置上是摸不到脉管的。如果脉管显形，就说明病人有二级寸上脉。

三级寸上脉：散，就是可能你搭手的时候感觉并

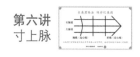

不明显，但是稍微再多用一点儿时间在这儿候着，注意千万不能用力，用力就很容易摸不到了，就这样不用力轻轻放到上面，逐渐地就会感觉到出现了许多细线。这种散的寸上脉，就是三级寸上脉。

在后文的有关癌症的讲解中，大家还可以进一步地理解寸上脉。

二、寸上脉的临床意义

那么，寸上脉有什么临床意义呢？

左手的寸上脉叫左寸上脉，代表的是阴维为病，病证是心肺阴虚；右手的寸上脉是右寸上脉，代表的是阳维为病，病证是肝肾阴虚。

"阴维为病，苦心痛；阳维为病，苦寒热。"这是中医经典中记载的，需要大家记住。常见的阴维为病，会出现左寸上脉，一般与小肠热有关系。那什么是小肠热呢？小肠热由一个非常重要的原因引起，就是食物不耐受，也就是说，我们的小肠、大肠、胃这

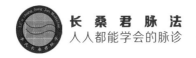
三腑对吃进去的食物的接受情况有异常。像鸡蛋、牛奶、小麦、大豆、鱼、牛羊肉、螃蟹，有很多人对它们是过敏的，我自身也是对很多东西过敏的，只是我原来不知道，跟李树森老师学习之后才知道。所以，近四年我一直都在监测自己的食物不耐受情况，不耐受的食物种类从多变少，种类有变化，但总趋势是不耐受的食物种类在逐渐减少。同时，我的身体状况比也比以前好了很多。以前我经常容易嗓子痛，稍微上点儿火嗓子就痛，或者经常吃完东西就突然嗓子痛。我以为是上火了，其实是食物不耐受了，只是自己不知道而已。

左寸上脉，常见于扁桃体长期发炎、红肿、肥大，或者是长期盗汗者，一些过敏体质的人也常见左寸上脉；右寸上脉，多见于潮热盗汗的更年期女性，月经失调、量大者，长期腹泻、便秘、饮酒的人，以及手术之后的病人。

在一些高血压、糖尿病、高脂血症、动脉粥样硬化病人中，寸上脉也非常常见。

如果双手都有寸上脉，就代表五脏阴虚。五脏阴

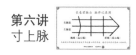

虚的根源是化生障碍。

下面，给大家播放一个视频，大学学习一下如何摸寸上脉。

寸上脉的判断

看完这个视频，大家应该就知道怎么去摸寸上脉，怎么去判断寸上脉了。

三、寸上脉与癌症

下面我们讲寸上脉与癌症。

大家常常非常迷惑：癌症到底是怎么形成的呢？其实许多癌症是在明显阴精亏损的基础上发生的，其原理是阳极化邪。什么是阳极化邪？阳极化邪就是体内的阴少了不能够制约阳，所以阳多了之后会化成一种邪气，这种内生的邪气是有生命力的邪气，是诱发癌症的原动力。

寸上脉的级别代表了体内阴的丧失程度。阴在内谓之守，阴气不足则阳热化为火邪，火邪窜于五脏六腑，灼阴而生痰，聚痰而生变，化为癥瘕和岩肿。

所以当我们发现病人的寸上脉非常明显，或者寸上脉散的时候，就要提醒他去检查肿瘤标志物，或者让他去体检，一定要注意肿瘤的预防。

下面我们再看一个视频。

寸上脉的临床应用

视频中的这个病例，就有三级寸上脉，还有督脉为病，这个姑娘患的是股骨头坏死，并且她肺部也有结节。这个姑娘非常年轻，才二十来岁！如果早期发现寸上脉，早期治疗，这位姑娘的疾病治疗可能就是另一番景象。所以，我们一定要学会提前预判，把寸

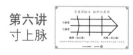

上脉学好。

四、寸上脉的治疗

下面我讲解一下寸上脉如何用药。这本来是秘而不传的东西，所以希望大家一定要好好学。

寸上脉，我们要结合脉息术，判断其为少气、平人还是脉躁。当根据脉息比判断为少气的时候，要用炙甘草汤。炙甘草汤主要是气血双补，用于阴血不足和阳气虚弱，作用部位偏于上焦。所以，少气时以运用炙甘草汤为主。

如果是平人，脉息比为4~5，我们就用一贯煎，因为一贯煎的作用部位是偏于中上焦的。

如果是脉躁，就用大柴胡汤加六味地黄丸，因为六味地黄丸主要治疗肝肾阴虚，作用部位偏于下焦。

如果是双寸上脉，有五脏阴虚的情况，该怎么治疗呢？

前面说过，五脏阴虚的根源是化生障碍。所谓化

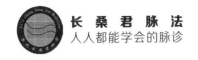

生障碍，就是我们身体的皮下腠理，也就是溪谷化生出了问题，就好比一条路被石头、树杈、塑料瓶等东西给堵上了，所以津液流通就受到了阻碍，这时候的治疗原则应为解表解肌。最常用、最简洁、能让病人自己来解决这个问题的办法就是刮痧和按摩。

刮痧时，不要求出红痧，不用刮到那个程度。刮痧和按摩的主要目的是充分挤压皮下组织，帮它清除障碍，使津液能够更好地流通。每天都可以刮痧和按摩，不仅仅是刮手臂，躯干、四肢、腋下、腹部等，只要有粟粒，都可以用这种办法治疗。所以，大家不要小瞧刮痧和按摩，"善治者治皮毛"，能通过治皮毛治病的人是相当厉害的。重要的是，我们要懂这个皮毛化生，也就是溪谷化生的机理。

所以，刮痧和按摩可以使阴精更好地生成。这样一来，我们体内的阴精就不会越来越少。

以上就是本节课的内容，大家学会了吗？关于寸上脉，一定要记住定位，然后记住此处有脉跳是不正常的。

（刘惠颖传讲）

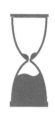

第七讲
刻下身体的晴雨表，临床诊疗的风向标
——长桑君脉法之"脉息术"

通过前面的学习和不断练习，同学们已经基本掌握了脉诊图的画法和简单的凭脉诊断。希望大家继续努力，不仅要继续画图练习，更要注意总结、归纳脉诊图中脉中线的变化所反映出来的寒热特点，并由此推算出临床可能出现哪些症状，然后把这些症状反馈给被画脉者，从他的反馈信息中检验一下症状与你的诊断是否相符，从而提高自己的脉诊临床应用水平。

脉诊图的学习基本上告一段落。接下来，我继续为大家讲授长桑君脉法中的中医脉诊知识：脉息术。

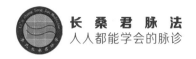

脉息术是李树森老师的家传秘法之一。李老师虽然有着中西医教育的背景，但几十年来对他的医学生涯影响最大的，仍然是他家的祖传脉法——长桑君脉法。作为世界中医药学会联合会脉象学会的副会长、中华中医药学会长桑君脉法传承与创新国际论坛专家委员会的主任委员，李老师怀着守正创新、发展中医的宏愿，于2015年将祖传的长桑君脉法公之于世，而脉息术正是长桑君脉法中的一枝奇葩。

一、脉息术定义

那么，什么是脉息术呢？

脉息术中的"脉"，指病人每分钟的脉搏次数；"息"，指呼吸频率，即病人每分钟的呼吸次数，一呼一吸为一息；脉息比，是每分钟脉搏次数与呼吸频率之间的比值，而运用脉息比指导临床诊断和治疗的方法就为"脉息术"。

前面大家学习的脉诊图，开创了脉象图示化之先河，今天讲的脉息术则是开创了脉象数字化之先河。

二、脉息术理论源于《黄帝内经》

脉息术的理论来源于中医的经典著作《黄帝内经》，《素问·平人气象论》记载了关于脉息的理论："人一呼脉再动，一吸脉亦再动，呼吸定息脉五动，闰以太息，命曰平人。……人一呼脉一动，一吸脉一动，曰少气。人一呼脉三动，一吸脉三动而躁。尺热曰病温，尺不热脉滑曰病风，脉涩曰痹。"

这篇经文的大概意思是说，人一呼脉跳动两次，一吸脉也跳动两次，呼吸之余是为"定息"，故一呼一吸脉跳动五次，这是平人的脉息。也就是说，正常人的脉息是一呼两次，一吸两次，一吸一呼，脉搏跳动应该是四次。由于在一呼一吸之间定息时又有一次脉搏的跳动，所以正常人一呼一吸的脉搏跳动应该在四次到五次。

如果人一呼一吸，脉搏各跳动一次，就叫"少

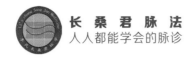
气"。如果一呼一吸，脉搏各跳动三次，而且又躁动、急疾，就是"脉躁"。如果尺部皮肤发热，是温病的表现；尺部皮肤不热，脉象滑，为感受风邪而发生的病变；如见涩脉，就是痹证。

三、脉息比的测定方法

在讲脉息比的测定方法之前我想谈一点，因为有的同学问，既然脉息术是《黄帝内经》失传之法，为什么现在又有了呢？它是怎样传承的呢？我想说的是，两千多年来，虽然《黄帝内经》里面有记载脉息理论，但是在李树森老师之前，能够系统地将这一脉法用于临床诊治过程的，从古至今，未闻其人。2019年，我有幸在李树森老师举办的第三届长桑君脉法公益群中学习到了这一脉法，并了解到这一脉法是《黄帝内经》失传的脉法，是古代圣贤留在中医宝库中的一颗璀璨的明珠。

李树森老师出身于中医世家，他的祖父是晚清御医、民国时期吉林市的名中医，也就是说，是李树森老师的先辈把这一脉法挖掘整理了出来。李树森老师在继承先祖脉法的基础上，结合临床实践加以总结创新，进而确立了这样一种以脉息比辨证论治，并以此指导选方用药、选穴用针的脉诊方法。

自李老师无偿地向世界公开长桑君脉法脉息术以来，脉息术得到了许多临床医师的反复验证并广受欢迎。所以今天我就受李老师的委托，来为大家介绍一下脉息术。

脉息比的测定方法非常简单，它分为四步：

第一步，用手机或者是可以记录时间的沙漏设定1分钟的时间；

第二步，通过把脉，测出被测者每分钟的脉搏数；

第三步，通过观察被测者的胸部和腹部的起伏，或者将听诊器置于被测者颈部测出被测者每分钟的呼吸数，一呼一吸算"一息"。

第四步，用1分钟的脉搏数除以1分钟的呼吸数，得出脉息比。下面我们来看一下李树森老师演示脉息

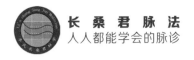

比的测定方法。

脉息比测定方法

四、脉息比的临床意义

脉息比有着非常重要的临床意义，因为脉息比是一个在定量的时间内不断变化的数据，它所体现的是病人刻下脉动与呼吸的一个动态关系，可以在一定程度上反映病人刻下或者长期的寒热虚实状态，并且可以直接指导医生确定治疗思路和方法。因此，可以说，脉息术既是反映人体健康状况的晴雨表、预报疾病的气象站，又是临床诊疗的方向标，不仅可以指导临床医生遣方用药或用针，还可以预测疾病的发展，提示疾病的风险，判断疾病的预后。

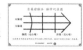

脉息是以人的呼吸和脉搏数为依据的，呼吸与气有关，脉搏与血有关，因此，脉息术所言的平人、少气、脉躁，可以说就是人体气血动态的一个外候，医者根据呼吸和脉搏数，就可以客观地了解病人的身体状态。

我想，《素问·平人气象论》之篇名也许便是出于此意吧。

具体来讲，脉息术的临床应用表现在以下几个方面。

（一）根据脉息比进行中医体质分类

根据脉息比可以进行中医体质的分类。

临床上每分钟脉搏次数和呼吸次数两个数值相除所得的比值，就是脉息比，根据脉息比可以把人体的状态分为三个类型：平人、少气和脉躁。一呼一吸，脉动在 4 到 5 之间，也就是说如果一个人的脉息比在 4 到 5 之间则为平人，那么大家可以想到，4.5 就是最正常的脉息比了。

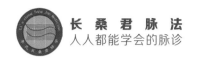

脉息比如果小于 4 为少气；如果小于 3，那就是明显的少气。脉息比大于 5 为脉躁，如果大于 6 就是明显的脉躁。

平人：脉息比 4~5　　特别正常：脉息比 4.5

少气：脉息比＜4　　明显少气：脉息比＜3

脉躁：脉息比＞5　　明显脉躁：脉息比＞6

（二）提示常见症状及进行风险预警

脉息比可以提示常见的临床症状以及进行风险预警。

1. 常见症状

常见的临床症状主要分两种，第一种是"少气"，多呈现虚性、寒性的状态，此类病人大多运动时身体缺乏耐力，或者出现不明原因的腹泻，这一类人过敏性体质比较多见。

另外一种就是"脉躁"，临床上多呈实性、热性的状态，身体多见实证和热证。这一类病人多见气盛而热烦，运动后会出现胸闷、心慌等症状。

2. 风险预警

风险预警是脉息比临床应用最有意义的方面。凡是"少气"且脉息比低于 3 者，就是明显的"少气"；凡是"脉躁"且脉息比大于 6 者，就是明显的"脉躁"。遇到这样的脉息比，我们就要建议病人做一次详细的体检，因为这样的脉息比提示病人可能有器质性的疾病，比如冠心病、高脂血症、糖尿病、高血压、痛风、中风先兆、慢性阻塞性肺疾病甚至肿瘤等，如果发现及时，病人就可以尽早地得到治疗。

如果年轻人少气明显，提示他的心肺可能有器质性病变；如果老年人少气明显，那么必须检查他有无器质性病变。如果老年、有高血压病又明显脉躁，是阴阳离决之象，一定要重视预防脑血管意外的发生。

李树森老师曾经告诫我们，脉息比测定是诊断许多疑难杂病的利器，也是预告一些危重疾病的气象站，只需多花五分钟，即可让许多人找回健康，甚至帮助医生救活一条生命，挽回一个家庭的幸福，价值千金，大家一定要重视。

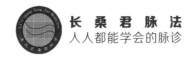

（三）为判断疾病预后提供重要参考

脉息比是判断疾病预后的重要参考。《素问·平人气象论》曰："人一呼脉四动以上曰死，脉绝不至曰死，乍疏乍数曰死。平人之常气禀于胃，胃者，平人之常气也，人无胃气曰逆，逆者死。"倘若一个人，一呼一吸脉搏跳动在8次以上，心跳如奔马律，就是气精衰竭的死亡预兆。倘若脉息比接近"1"，脉气断绝而不治，是胃气衰败的征象，也是危险之象。"乍疏乍数"，就是脉来忽快忽慢，相当于现在的房颤或者是室颤，这是气血已乱之象，也是死脉。

在这段经文中谈到，健康人的正气来源于胃，胃为水谷之海，乃人体气血生化之源。无论是肺主气、司呼吸的功能，还是心主血脉的功能，均有赖于胃气，所以胃气对一个人的健康是非常重要的，无论是少气还是脉躁，其根源都是胃气的不及或太过。

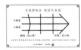

（四）体现中医"治未病"的思想

脉息比体现了中医治未病的思想。脉息的变化可以提前预知如果发展下去会发生某些疾病，而在脉息比的指导下，我们又可以通过中药、针灸，或者家庭的一些简单的调理方法，就可以来调整呼吸和脉搏的快慢，使之趋于正常，从而达到预防疾病发生的目的。所以说脉息术的临床应用体现了中医治未病的思想。

五、脉息比异常的治疗

下面给大家介绍一下脉息比发生异常的时候，怎样进行治疗。

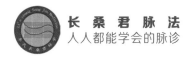

（一）少气治疗方法

1. 少气的中药治疗

首先我们来看少气（也就是脉息比小于和等于4）的治疗方法。常用的方药是小建中汤。

方义分析：少气主要是指人体的胃气不足，因此治疗少气的关键是建中，补之以甘，可用小建中汤加减，使胃气得复，气血得充，荣卫得和。

男子以气为用，所以明显少气的男性可用黄芪建中汤；女子以血为用，因此明显少气的女性以当归建中汤为宜。

2. 少气的针灸治疗

针灸时主要通过脉息比来判断是否有脉躁，并以此来确定病机是在天部还是在地部。

如果脉躁，病机就是在天部（脐旁2寸是天枢穴，所谓"天部"就是天枢穴或脐以上的部位），治疗的时候，就以取用手六经的穴位为主。

如果少气或平人，病机在地部，也就是在肚脐以

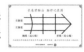

下或天枢穴以下的部位，治疗时应以取用足六经的穴位为主。

当然，也可以结合《黄帝内经》的人迎气口脉中的一、二、三盛来判断病在手的某一经或者足的某一经，然后根据阴阳经五输穴的五行属性及其与脏腑的配属关系来进行补泻治疗。这是一个比较复杂的治疗方法，我们暂不讲述。我们要介绍的是一种简单的针灸方法，下面我们来看一下如何选穴用针。

（1）少气的取穴与定位

取穴的原则：补益脾胃、调和营卫为主，兼以宣肺解表。可以取用足三里、气海和太渊穴。

足三里：位于小腿外侧，在犊鼻穴下3寸，也就是人们常说的外膝眼下3寸，胫骨前嵴外一横指处。可以用四指相并之"一夫法"来取穴。

气海：在脐下1.5寸腹中线上。

太渊：位于手掌后腕横纹的桡侧，桡动脉搏动处。

（2）刺法与灸法

足三里：采用斜刺进针。脉息术中针灸调节的补

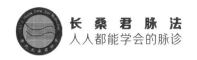

泻方法基本上用的都是迎随补泻法。足三里斜刺进针，采用的是迎随补泻法中的补法，也就是顺着经脉循行的方向进针 0.8~1.2 寸，出针的时候按压针孔，勿令气泄。

气海穴：采用直刺进针，采用提插补泻中的补法。所谓提插补法，就是重插轻提，行三阳数（如果反过来轻插重提，那就是泻法），出针的时候也须注意按压针孔。

太渊穴：采用迎随补泻中的补法，就是顺着手太阴肺经的经脉循行而进针 0.2~0.3 寸。出针的时候也须注意按压针孔。

以上三个穴位都可以用灸法。足三里和太渊多用悬灸法，气海穴可以用悬灸，也可以用隔姜灸，起到温补的作用。

（3）穴性分析

下面我简单给大家介绍一下为什么要取用这三个穴。

足三里是足阳明胃经五输穴（井、荥、输、经、合）中的"合穴"。五输穴是配属于五行的，足阳

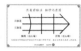

经的合穴配属于五行中的"土"，"土"应于中焦的脾胃。另外，在特定穴中，足三里又是六腑下合穴之一的胃腑下合穴，所以这个穴有健脾胃、补气血之功。

气海穴是任脉穴位。顾名思义，它是人体丹田之气汇聚于下腹部的穴位，因此它有一个别名叫"下丹田"。当然，在一些古医书中，我们可以看到关元穴也被称为"下丹田"，因为关元穴也是关系到人体元阴元阳的一个穴位。气海和关元，它们的主要作用都是补气调气，以补为主，但是，气海与关元穴相比，更侧重补益中焦脾胃之气，关元穴主要补益下焦的元阳和元气。

太渊穴是手太阴肺经穴位，肺主表、主皮毛，肺主气，司呼吸，肺朝百脉。太渊为肺经的"原穴"（即所谓原气留止之处），又是八会穴中的"脉会"穴，因此可以补益肺气、调节呼吸、宣肺解表。

足三里、气海、太渊这三个穴位合用，可以达到补益脾胃、调和营卫、宣肺解表之功。

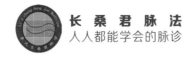

（二）脉躁治疗方法

下面我们再来看一下脉躁的治疗方法。所谓脉躁，就是脉息比≥5，因为5虽然是一个正常的临界值，但是已经预示发展下去已有脉躁的趋势。脉躁主要的治疗方法是用大柴胡汤方及针灸。

1. 方药：大柴胡汤

在正常情况下，人体之阳受气于四末，散于胸中，随肺气吐故纳新而行卫气，若肺寒则太阴不开，肺气不降；阳明燥则邪热在上，阳明燥在这里主要是指胃热，燥热使邪热在上，胸不受气而脉躁，故脉躁的时候阳气自上而下浮越在外。阴不能敛阳，阴不为之守则阳动无常，故人气盛而热烦。大柴胡汤善治少阳阳明二阳合病，故为首选。次之可以选白虎汤以解阳明之急。如果大便秘结严重还可配用承气汤类。

2. 脉躁的针灸治疗

（1）脉躁的针灸治疗取穴与定位

取穴原则是清泻阳明，和解少阳，散寒温经。

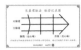
选取的穴位以二间、鱼际为主穴，如果大便秘结严重可以配用支沟穴。

二间穴：在第二掌指关节前桡侧凹陷中，微握拳取之。

鱼际穴：位于第一掌指关节后凹陷中，约当第一掌骨中点桡侧赤白肉际处。

支沟穴：在腕背横纹上三寸，尺骨与桡骨之间的凹陷中。

（2）刺法与灸法

二间穴：采用迎随补泻法，但是用的是泻法，逆经斜刺而入，也就是迎着手阳明大肠经的经脉循行的方向而进针，可以进 0.2~0.3 寸。

鱼际穴：用的是迎随补泻中的补法，也就是顺着手太阴肺经循行的方向进针，进针 0.2~0.3 寸。

支沟穴：采用迎随补泻中的泻法，逆经而斜刺，可以刺 0.5~0.8 寸深。

二间、鱼际和支沟，以上三穴都是以针刺为主，一般不用灸法。

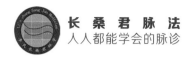

（3）穴性分析

二间穴是手阳明大肠经的穴位，在五输穴中属于"荥穴"，五行属水，水克火，所以泻二间穴就可以清手阳明之邪热。泻阳经的荥穴，泻热作用是很强的。

鱼际穴是手太阴肺经穴位，也是五输穴中的"荥穴"，它和二间穴的不同之处是它五行属火。因为阴经的五输穴的五行属性是从木开始，而阳经五输穴的五行属性是从金开始，因此同样都是荥穴，但是它们的五行属性是不同的。鱼际穴是随经而补，可以借火力散寒行营而温经。

支沟穴是手少阳三焦经的穴位，在五输穴中属于"经穴"，可疏利气机、清泻三焦，是针灸中通便之要穴。

二间穴属手阳明经，支沟穴属手少阳经。手阳明经的二间穴泻热与手少阳三焦经的支沟通便，似乎有大柴胡汤治疗少阳阳明合病的意思。

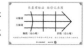
六、平人有病症者

平人有病症者，就是脉息比在 4 到 5 之间而有病症者。这里所谓的"平"，并不等同于"阴平阳秘"的理想健康状态，也就是说，脉息术中所谓的"平人"并不代表这个人没有病，但是可以认为，即使他这时身体有不适，也是在容易调治的安全范围内的。

我们说，最好的脉息比是 4.5，那么如果脉息比接近于 5，比如 4.9、4.8，那这个人就是近于脉躁，治疗的时候就要往这方面考虑；如果他的脉息比小于 4.5，接近于 4，比如说 4.1，那他就接近于少气了。这一点大家要知道。

那么，如果是平人有病症，我们应该怎么治疗呢？很简单，就像李老师说的，我们用小建中汤合大柴胡汤两种药物各半就可以了，中病即止，不可多服。针灸治疗也是这样，辨证辨病相结合，以调理为主就行了。

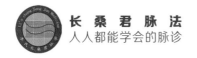

在临床上，轻度的脉息比异常主要反映的是病人刻下的气血虚实状态，去除不良影响的因素，通过运动锻炼、中药或者针灸调理，一般来讲，脉息比可以很快地恢复到平人状态，但是如果病人经常少气或者经常脉躁，脉息比反映的通常是疾病持续时间较长，这类病人的治疗天数相对较长，并且需要定期检测脉息比，随时调整用药或者针刺的治疗方案。

七、脉息比轻微异常的家庭调理

下面，我给大家介绍一下，在家时，如果发现家里人有时脉息比有一些轻微的异常，该怎么调理。在劳累、失眠、生气以及运动等不同的状态下，人的脉息比会有一些差异，轻度的脉息比异常，通过调理饮食以及有氧运动锻炼，就可以恢复正常。

如果是少气，可以用大枣、生姜、红糖煮水喝；如果是脉躁，可以煮一些白萝卜水饮用。在大枣、生姜、红糖里面加一些菊花，也可以调整脉息比。

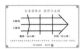

　　还有一个有效的方法就是通过跑步来调整脉息比，可以每天坚持 10~20 分钟的慢跑。李老师介绍，这是一种非常有效的调整脉息比的方法，不用跑得太快，中速跑步就行，每次跑步结束休息 5 分钟后检测脉息比。正常人安静状态下，每分钟的呼吸是 10~20 次。中速跑步时，呼吸加快，每分钟 30~40 次，但是这时候脉搏也同样会加快，每分钟 120~150 次。所以，如果是个健康人，即使跑步，他的脉息比显示的仍然是平人。如果运动前脉息比正常，而运动后经常显示脉息比是异常的就有助于我们及时发现他潜在的健康问题，并进行干预。如果脉息比明显异常，则需要进行一个全面的体检，发现一些潜在的疾病风险。

八、脉息比应用中的一些注意事项

　　关于脉息比的基本知识，包括测定方法、临床意义和异常脉息比的治疗方法、调理方法等就介绍完

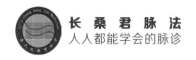
了。下面，我想给大家着重强调一下脉息比应用中的一些注意事项。

第一，测呼吸的时候，不要告知病人，以防止他情绪紧张而有意识地屏住呼吸，使呼吸间隔时间延长，也就是《黄帝内经》所说的"定息"时间延长，这样脉息比就不准确了。

第二，测脉息比时观察的是病人的呼吸频率，而不是医生的呼吸频率。

第三，多数情况下，观察病人胸部或者腹部的起伏，就可以测得他呼吸的频率，但是，也有的时候看不清楚，这时候，医生可以用听诊器直接在颈部听呼吸音，记录病人呼吸的次数。

第四，刚学习脉息术的人，可以多测几次，然后再算一个平均值，这样会比较准确，否则的话，前后测得的数值差距可能会很大。

第五，因为小建中汤里面有饴糖，用量还较大，所以糖尿病病人不能用饴糖，李树森老师提出可以用北沙参来代替饴糖。

第六，如果遇到脉躁而便溏的患者，就要把大柴

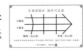

胡汤中的大黄改为大黄炭。

第七，女性在月经期间慎用大柴胡汤，能不用尽量不用。

第八，脉息比不仅与身体状态、胃气强弱有关，也取决于这个人的饮食习惯和生活习惯，因此要告诫脉息比异常的人，注意饮食，养成好的生活习惯。

第九，老年病人容易形成慢呼吸，也就是定息时间比较长，这个时候需要重视脉躁，及时治疗。除此之外，还要嘱咐病人有意识地建立稍快一点儿的呼吸频率，从而自行调整脉息比。

注意事项的最后一点，也是最重要的一项，就是脉息比中的脉率不等于心率，即脉息快慢不等于心跳的快慢。《黄帝内经》已经告诉我们，人体的气血运行是通过肺的呼吸来推动的，而不是西医所说的心脏收缩功能，这一点我们从临床上也可以得知，房颤、室颤的病人的心率和脉率就是不一致的，所以这一点，作为医生和测试者一定要注意。

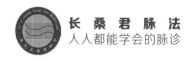

九、自己的转变与体会

下面，我想给大家分享一下脉息术的应用和我的一些体会。

2020 年，新冠肺炎疫情在武汉暴发，最严重的时候是 3 月份，当时武汉的医疗资源一时难以完全满足人们的医疗保障需求。在那段时间，我们在微信群里经常看到有人在寻医问药、求助医疗。在这国家危难、人民需要的关键时刻，中华中医药学会长桑君脉法国际传承与研究专家委员会的主任委员李树森老师，带领会员建起了两个微信群，然后通过这两个微信群，大家积极投入到医疗救助的公益中，帮助求助者缓解恐惧心理的同时，应用医疗知识（主要是脉息术）来指导他们自救。在那段时间，我们虽然人都待在家里，但是心却紧紧地与武汉人民连在一起，每天对许多求助者热心服务，耐心指导，主要用脉息术指导他们调理自己和家人的身体。这两个微信群在武汉

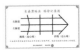

的疫情结束后还延续了很长的时间。在那个时期，我就觉得脉息术使这些家庭看到了希望，且效果是有目共睹的。通过这个例子，我想说的是，即便是一个不懂得医学的人，只要掌握了脉息术，都可以为自己、为他人乃至更多人的健康作出贡献。

下面，我再谈一下自己的转变和体会。从2019年学习长桑君脉法以来，在李老师的学术思想的影响下，我自己也在改变着几十年来对中医和针灸理论的一些固有的认知，有的时候甚至可以说是在"换脑"。

比如说对中医理论的认识，前面我谈到了荥穴的作用，我们在学习针灸的时候，老师都会跟我们讲，荥穴的作用就是解热，因为在五输穴中，五输穴主病就是"井主心下满，荥主身热，输主体重节痛，经主喘咳寒热，合主逆气而泄"，荥穴就是主热证，但是我们很少考虑或者区分阴经的荥穴和阳经的荥穴的作用差别。

现在，我通过学习长桑君脉法知道，荥穴的泻热作用在临床中主要指的是阳经的荥穴，因为阳经的荥穴五行属水，水克火，所以说阳经的荥穴泻热作用非

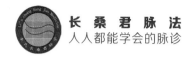

常明显，尤其是足经。阴经的荥穴，五行属火，我自己的体会是它有双重作用，如果泻阴经的荥穴，就有一定的清热泻火作用，但是反过来用补法，即补荥火穴，它还有温经散寒的作用。由此我就想到，即使是同一个属性的特定穴（特定穴有十类），但是由于阴经和阳经的属性不同，针灸时补泻的手法不同，它们的作用也会有所区别。

自从学习了脉息术，我自己就经常用脉息术来指导临床，治疗疾病的思路和方法也发生了转变。

首先，作为一名中医药大学针灸专业的老师，近40年来我基本上都是以针灸为主要手段来解决病人的健康问题，很少用中药。学习了长桑君脉法之后，尤其是在学习了脉息术、五行推脉等之后，我就感到用药有了方向，增强了自信心，所以临床上开始针药并用。治疗方法的丰富，起到了一加一大于二的效果，提高了临床的疗效，缩短了病人的疗程。

其次，是用针和用药思路的转变。以脉息术为指导也是我现在临床上的一个明显转变，带来了疗效的提高。比如，之前碰到感冒发热，我都是常规用

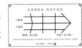
药，如用辛温解表药、辛凉解表药，等等；现在遇到了感冒发热，就不再单用这些常规药物了，而是先测脉息比，然后以脉息比为指导，少气就直接用小建中汤加减，脉躁就用大柴胡汤加减。我可以给大家举个例子，前几天我的保险客服经理因为感冒来找我治疗，我一测她的脉息比，发现是少气，就选用了小建中汤，当时她嗓子有点儿痒，稍微咳嗽，就加了两味药，她吃了两服药就好了。她非常佩服我，就对她同事说自己经常感冒，到医院治疗，没有十天半个月治不好，但这次吃了路教授两服药就好了，简直是太快了。这是她的同事带着朋友来找我看病时告诉我的。其实我也没想到效果这么快，因为她的感冒比较重，已经迁延很长时间了。

　　另外，我对大便秘结的治疗思路也有所改变。治疗便秘，通常以通便为主，现在我通过脉息比辨证，如果病人脉躁，就用大柴胡汤，严重的话还要加承气汤类，这跟以前没有太大的差别，但是如果病人的脉息比诊断是少气，即使他是个年轻人，我也会用当归建中汤来给他补中润肠，甘酸化阴，收到了非常好的

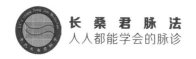

效果。所以，我确实亲身体会到了脉息比在临床上的很高的实用价值，脉息比使我治疗疾病的思路有了很大的转变。

脉息术是 2019 年 12 月份李树森老师在公益教学的时候才讲解给大家的，我们学了之后，纷纷在学习群里分享自己运用脉息术指导临床的成功案例。据助教团队统计，在这个群里发表的成功案例有 3000 多个，有的是提示预防疾病的（就是通过脉息术提示病人可能有什么样的疾病，结果病人到医院检查，证实了预测的准确性），有的是指导临床诊断和治疗的，还有的是提示疾病风险最后使病人转危为安的，甚至还有在 ICU 病房里面，以脉息比为指导来抢救生命获得成功的。大家分享的这些成功案例，都会让人为脉息术之神奇而惊叹！因此今天大家所学的，可以说是一种对临床有着非凡指导意义的技术，也可以说它是一种大道。

总之，脉息术是中医药宝库中的一块珍宝，李树森老师将家传长桑君脉法中的脉息术公诸于世，意义非凡。脉息原理，大道至简，简单易行，效如桴

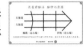

鼓，这正是返璞归真、道法自然的体现。李老师立足经典，研习中医，是中医药传承与发展中守正创新的典范。

（路玫传讲）

第八讲
内经探源与格物致知

今天，由我给大家分享《内经探源与格物致知》，在分享之前我先谈一下缘起。

现在的中医人，大都重视《伤寒论》《金匮要略》《温病条辨》等这些后世的经典，而对《黄帝内经》的认识往往不够深刻，认为《黄帝内经》不能够指导临床。这在临床医生中很常见。而我在学习了长桑君脉法之后，坚持每日诵读《黄帝内经》，已经一年多了。诵读《黄帝内经》给我带来的最大收获就是让我发现了古人的智慧。每当在临床中运用古人的这些智慧为病人进行诊断或者治疗的时候，我都会感叹古圣先贤的伟大！但很多人不相信《黄帝内经》，甚至不

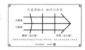

相信脉法。正因为学习长桑君脉法及诵读《黄帝内经》的缘起，很多次我在不同省份遇到同行，尤其是长桑君脉学的弟子时，就会激励他们相信脉法，相信《黄帝内经》是指导临床的法宝。

一、阴阳五行

在进行正式讲课之前，我再说一点，就是我们在学习《黄帝内经》《伤寒论》《神农本草经》等经典的时候，一定要做到感怀圣贤、感恩圣贤！只有在感怀圣贤、感恩圣贤的时候，我们处于下位，经典的智慧之水才能够流入我们的心间、注入我们的脑海之中。

《黄帝内经》最基础的内容包含了阴阳五行，阴阳五行是如何应用的呢？下面我来给大家逐步讲解。

（一）阴阳五行的有形和无形变化

《素问·天元纪大论》讲："夫五运阴阳者，天地

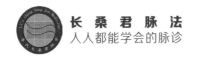

之道也，万物之纲纪，变化之父母，生杀之本始，神明之府也，可不通乎！故物生谓之化，物极谓之变，阴阳不测谓之神，神用无方谓之圣。"

这段内容讲的是，阴阳五行是天地、万物、变化、生杀、神明的主宰，而所有这一切也都是在不断的变化当中，正所谓"生生化化，品物咸章"。

这一切又是怎样变化的呢？

我们可以通过观察水的变化来理解。从有到无、从无到有，变化最常见的就是水，它可以化为固态的冰，可以变为液态的水，可以变为气态的蒸汽。这种变化反映在万物当中，就可以看到草木的生长、荣枯。所以《素问·天元纪大论》接下来讲"夫变化之为用也，在天为玄，在人为道，在地为化，化生五味，道生智，玄生神"。"在天为玄"指的是在上的时候，而"在地为化"指的是在下的时候，"在人为道"就是指在中的时候。通过天、人、地三者的合化形成了变化。而中医所讲的就是阴阳的变化。

阴阳是如何变化的呢？我们的身体时时刻刻都要进行气体的交换，比如呼吸，还有津液的代谢，包括

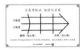

汗液和排出的尿液，这是我们可以看到的变化；另外，还有我们看不到的变化，如血液、淋巴液的流动，以及其他各种各样的液体的升降、出入，不管是看得到的变化还是看不到的变化，都是我们身体的变化为用。以上变化是有形物质的变化，为阴的变化；还有一种变化是无形的变化，为阳的变化，比如人的思想意识的转变。

《素问·天元纪大论》接下来又讲"神在天为风，在地为木；在天为热，在地为火；在天为湿，在地为土；在天为燥，在地为金；在天为寒，在地为水"，在天的这种风、热、湿、燥、寒的变化对应在地的有形的变化，就是木、火、土、金、水的变化。《黄帝内经》将无形的风、热、湿、燥、寒的变化和有形的木、火、土、金、水的变化对应起来，教导我们，在天、地、自然之间，在有形和无形的出入之间产生了各种各样的现象。

那么，五行的变化是如何在四季中体现的呢？四季是怎么来的呢？冬天生春天，春天生夏天，夏天生长夏，长夏生秋天，秋天生冬天，即水生木、木

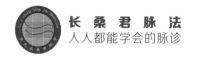

生火、火生土、土生金、金生水。冬天的时候是寒冷的，它朝着春天的方向渐渐地发展，终于有一天，在风气吹动之后，冰消冻减，然后慢慢地地气使开。地气使开之后，天气转变，风气就多了，形成了春天的风气盛。春天的时候地气渐渐上升，春暖花开，积温成热，然后就形成了夏天。夏天之后，万物逐步地明朗、显现，而中原地带在长夏季节雨水流行，雨湿偏盛。在夏天，下雨之后，草木、昆虫等万物滋长得特别快，特别的丰茂，其中之本质就是变化。长夏之后，也就是立秋之后，秋气渐降，在白露、寒露节气，可以看到汽车上或者是草木叶子上有露水，这就是气降下来了，这就是秋天的"气降津生"。到了冬天，也就是到了万物封藏的季节，叶落归根，阳气下潜。对应于人体，人体会有什么样的变化呢？人体会把新的阳气潜藏下来，归纳于肾和骨髓当中。肾生骨髓，骨髓生肝，又形成一个新的轮回。

该篇接下来又讲"故在天为气，在地成形，形气相感而化生万物矣。然天地者，万物之上下也；左

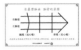

右者，阴阳之道路也；水火者，阴阳之征兆也；金木者，生成之终始也。气有多少，形有盛衰，上下相召，而损益彰矣"。这几句话，说的是气和形在有形和无形之间相互交感而化生万物。

"天地者，万物之上下也"，指的是气和形上下相交的过程；"左右者，阴阳之道路也"，指的是太阳的东升西降，东为左、西为右；"水火者，阴阳之征兆也"，水火是阴阳的最大征兆，最寒的莫若水，最热的莫若火；"金木者，生成之终始也"，这里讲的是终和始的概念。气和血的多少，在体内形成了损益，损益之间无非是气和血的多少而已。所以《灵枢·五音五味》所讲的"太阳常多血少气，少阳常多气少血"，就是气、血的多少形成损益之后而产生的各种各样的变化。

（二）人体中的"云雨"

《素问·阴阳应象大论》里面讲："故清阳为天，浊阴为地；地气上为云，天气下为雨；雨出地气，云

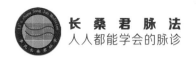
出天气。故清阳出上窍，浊阴出下窍；清阳发腠理，浊阴走五脏；清阳实四肢，浊阴归六腑。水为阴，火为阳；阳为气，阴为味。味归形，形归气，气归精，精归化，精食气，形食味，化生精，气生形。味伤形，气伤精，精化为气，气伤于味。"这里讲到了自然界"清阳为天，浊阴为地；地气上为云，天气下为雨"，对应于我们的身体，就是清阳出上窍、浊阴出下窍。我们的眼、耳朵、口、鼻、脑，这些清窍里都是有阳气填充的，而且这个阳气已经生神。在神气充满清窍的时候，我们就会耳聪目明、记忆力增强。浊阴出下窍，下窍就是指我们的前后阴，还有女性的阴道，是排污的地方。大肠排的是大便，杂质下传化为大便，所以大肠是传导之官，变化出焉；膀胱藏着的是津液，气化则能出焉。

通过这一段，我们了解了人身体中云和雨的变化。关于云和雨的变化，《易经》里边有"时乘六龙以御天"，以及从乾卦的"潜龙勿用"到"见龙在田"，再到后面的"亢龙有悔"，都是以龙作为比喻的，而我们华夏人自称"龙的传人"，是事出有因的。

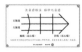

何因呢？通过对《黄帝内经》和《易经》的研读，以及《道德经》里的"上善若水"的论述，我们可以了解到中国古人是研究水的学问的民族。这种水的变化就是"地气上为云，天气下为雨；雨出地气，云出天气"，云雨的变化孕育了世间万事万物，这就是我们中国古人的智慧。

（三）津液的化生

《素问·经脉别论》里讲到了"食气入胃，散精于肝，淫气于筋。食气入胃，浊气归心，淫精于脉。脉气流经，经气归于肺，肺朝百脉，输精于皮毛。毛脉合精，行气于府。府精神明，留于四脏，气归于权衡。权衡以平，气口成寸，以决死生"。这里讲的食气，是指饮食之气，就是地土所生的五谷之气。这段话后就是"饮入于胃，游溢精气，上输于脾。脾气散精，上归于肺，通调水道，下输膀胱。水精四布，五经并行，合于四时五脏阴阳，《揆度》以为常也"。通过这一段话，我们可以了解到我们体内的津液是如何

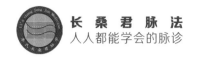

产生的。脾胃为"仓廪之官"，储存五谷杂粮，以及
吃进去的汤液水分，所有这些吃进来的东西在胃中经
过溶解、消化、吸收，产生了各种各样的变化。这里
边的内容很多，所以我们学习《黄帝内经》的时候，
一定要逐字逐句地进行研究。可能我们一下子读不懂
那么多，但是可以重点学习几篇，深入地研究一个
月、一年，甚至是十年，专攻于一点，深入进去，如
果能够通达，可能整本《黄帝内经》就能一下子看
懂了。

（四）津液是风水在人体的流动

《灵枢·五癃津液别》云："水谷入于口，输于肠
胃，其液别为五：天寒衣薄则为溺与气，天热衣厚则
为汗，悲哀气并则为泣，中热胃缓则为唾。邪气内
逆，则气为之闭塞而不行，不行则为水胀。"这里面
讲到了水谷入于口之后的五种出入变化：天气冷的时
候，就会成为小便与排出的气，比如湿气；天气热或
者穿衣服厚的时候就会变成汗；伤心的时候就会变成

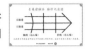

眼泪；胃中热的情况下就会生成唾沫。

整个自然界风、雨的变化，以及风、水的流动，对应于人体，就是津液的流动。

通过对以上津液的流动的学习，我们发现，《黄帝内经》是讲风水的学问。那么风是如何行动的呢？

记得有一次上课的时候，李树森老师拿出了一个流沙瓶，把瓶子倒过来的时候，沙子就会一直往下流动。我们看到的是沙子的流动，可是我们能看到气的流动吗？如果没有气的话，沙子会流下来吗？就像倒茶的时候，如果把茶壶上面那个孔堵住，空气进不去的话，能倒出来茶吗？所以，我们在看到实体的流动的同时，还应该想到有看不到的东西在流动——气的出入。当我们身体中的液体在出的时候，同时还有看不见的气在游行、出入。

风就是气，气就是风。

（五）在地成形

现在我们讲"在地成形"。《尚书·洪范·五行

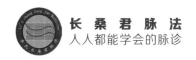

篇》曰："木曰曲直，金曰从革，火曰炎上，水曰润下，土爱稼穑。"

"木曰曲直"，曲直作酸。一颗种子，在温度适宜的时候，会破壳而出，也就是发芽，然后再往外蜿蜒伸直，这就是"木曰曲直"，也就是乙木的形成。"木曰曲直"，那么我们身体上能曲能直的是什么呢？是不是肌腱？当你把拳头攥起来的时候，筋是直的还是曲的？当你睡觉全身放松的时候，肌腱是软的还是硬的？肝属木，而肌腱为肝所主。

"金曰从革"，古人穿兽皮衣服的时候，因为兽皮太硬，没法直接穿，所以必须把兽皮进行处理加工，使其变得柔软，再穿到身上，这就是"金曰从革"的来源。"革"在人体上等同于一种变化，是肺主治节的关键点。人体通过皮毛是可以散热的，散热之后人体就会产生新的阴精，这就是"金曰从革""皮毛生肾"的原理。

"火曰炎上"，炎上作苦。火表现出来的热是看不到的，但是我们可以通过一些方式认识到火气的流行。比如说从十天干甲、乙、丙、丁、戊、己、庚、辛、壬、癸里，就可以看到火的变化。植物从种子状态萌发出来以后，有主干，这就是丙。"丙者，柄然可见。"丁就是植物丁壮的时候。花朵谢了之后树叶会生长出来，如果生长过度，树枝就会垂下来，此现象缘于火极似水，水性本下，重阳则阴。丙、丁都是火气的作用。所以，我们虽然看不到火气之象，但是可以通过自然界中植物或动物的变化，认识到火气之象。

"水曰润下"，水的本性是往下渗透的、往低处流的，这就说明了我们为什么要谦虚、谨慎、感恩。我们只有处于低位的时候、学习的时候，尤其是处于下位的时候，老师或他人的智慧之水才能够点滴渗入我们的心田。

"土爰稼穑"，前面四个都是"曰"，为什么这儿偏偏是"爰"？

可能有专家认为是古人写错了，应该是"土曰稼穑"。这是不可能的，古人惜字如金，点滴都有深意，所以我们必须深入探讨、深入学习。"爰"的本意如同从低处拉人，是牵引。土爰稼穑，指土气有牵引的

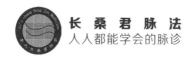
拉力。庄稼都是从地里边长出来，直冲而上，靠的就是自然界当中土气的拉力，土生万物就从此而出。反应到人身上，如 18 岁的少女形体紧致苗条，68 岁的老妇肌肉下垂、形衰而步履蹒跚，这就是人体土气的作用。年老的人体土气弱了，牵引力弱了，所以肌肉下垂。

五行的概念，以及《尚书·洪范·五行篇》里面所说的点点滴滴，我们从格物致知的角度去分析、去理解，就都可以应用到临床上。

以上就是我所讲的阴阳五行的内容。

二、术数

有人说中医不科学，因为没有量化标准，没有数学的理念。

那么，中医到底有没有数学的理念？如果有，中医的数学理念又是什么？中医有数学的理念，那就是来源于河图、洛书的术数。

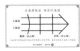

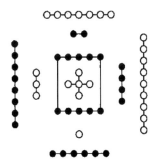

河 图

天一生水，地六成之。
地二生火，天七成之。
天三生木，地八成之。
地四生金，天九成之。
天五生土，地十成之。

　　《素问·上古天真论》中就讲到"法于阴阳，和于术数"。河图中，"天一生水，地六成之；地二生火，天七成之；天三生木，地八成之；地四生金，天九成之；天五生土，地十成之"。五、十居中，变化由生。一阴一阳之谓道。河图中用白点代表阳，为奇数，也是天数；用黑点代表阴，为偶数，也是地数；黑白之间、奇偶之间、天地之间构成了数字的变化。阳道奇数一、三、五、七、九，阴道偶数二、四、六、八、十。天地交合共生成，天数奇居里则上升，天数奇居外则下降。河图的左侧，阳居里，阴居外，正是《道德经》所言"负阴抱阳"。河图总共 10 个数，将阳数一、三、五、七、九相加得二十五，阴数二、

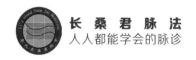

四、六、八、十相加得到三十。二十五与三十相加得五十五,五十五是天地之数,成变化而行鬼神。如同人体,人体的血容量是个定数,上行多则下行少,左行多则右行少,外行多则内行少。

河图里边有五行的概念:一和六为水,二和七为火,三和八为木,四和九为金,五和十为土。五行是相互变化的,但无论怎么变化,都离不开一阴一阳的相互交合。综合它们的阴阳变化,就会形成它们升降出入的气势。

这些黑白点的阴阳变化、流行、出入,就是它们活动的灵魂。

这是古人仰观天象、俯察地理的结果。

这就是中医的数学。

之所以把这些东西提出来,是因为这是我们中医,也是中国传统文化的理论核心。

下面我说一下洛书。

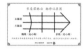

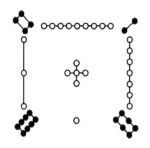

洛 书
戴九履一，
左三右七，
二四为肩，
六八为足，
五居其中。

从上图我们可以看到，洛书有四正位、四隅位。四正位就是正上方、正下方、正左方、正右方，对应的数字是九、一、三、七，对应的方位是南、北、东、西，对应的节气是夏至、冬至、春分和秋分；四隅位就是四个角，对应的数字是二、六、八、四，对应的节气分别是立秋、立冬、立春、立夏。所以，洛书将方位和时间融合于其中。

"戴九履一，左三右七，二四为肩，六八为足。"其中，七在右边，八在左边。在这里，我们可以看到右边的阴在生长、下降，而左边的阳在生长、上升，这就是通常说的"七损八益"。女为右、为阴，男为左、为阳，所以《素问·上古天真论》里女用七数，男用八数。"女子七岁，肾气盛，齿更发长。二七而

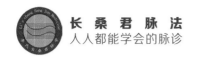
天癸至，……七七……天癸竭。""丈夫八岁，肾气实，发长齿更。二八，肾气盛，天癸至，……八八，则齿发去。"

从这个术数里可以观察到，古人对自然界的认识既有四季、方位的变化，又有我们人体自身的变化。

所以，术数文化是我们中华民族的一个瑰宝。《黄帝内经》中提到"法于阴阳、合于术数"，这里的"术数"就是方术。古时方术盛行，有专门观察天象的天官。在东汉时期，南阳这一带的张衡、张仲景，以及诸葛亮，都是精通于术数的。所以张仲景在《伤寒论·序》讲"余宿尚方术"。

河南有河出图、洛出书的传说。这也是中华民族的核心文化在黄河流域的原因。

以前的中医必须要学习河图、洛书、阴阳、八卦，今天我把河图、洛书整理出来，就是让大家有这样的一个概念，要重视这些传统文化，这是我们中医发展的方向，要朝着这个方向去思考。

河图、洛书讲到了数字和中国的传统文化，体现了六合思想：天地（上下），左右（阴阳之道路），水

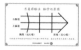

火（阴阳之征兆）。万物都在天地之间、六合之内发生着变化。古人观察天象，发现天有二十八星宿、有六气，地有五行，这些综合起来构成了时间和空间。时空作用于自然，作用于万物，当然也就会作用到我们的身体。所以善为医者，会根据天地间各种各样的变化调整人体使之适应于自然，就如《黄帝内经》里边讲的"圣人春夏养阳，秋冬养阴，以从其根，故与万物沉浮于生长之门。"

三、格物致知

格物致知，出自《大学》的理论，原文有这样的记载："古之欲明明德于天下者，先治其国；欲治其国者，先齐其家；欲齐其家者，先修其身；欲修其身者，先正其心；欲正其心者，先诚其意；欲诚其意者，先致其知；致知在格物。物格而后知至，知至而后意诚，意诚而后心正，心正而后身修，身修而后家齐，家齐而后国治，国治而后天下平。"格物致知，

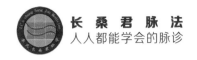

事关治国、平天下，能不慎重吗？所以，我们从医的人，一定要学会出于本心的、本自然的格物。

联系我们前面所讲的"木曰曲直"，就可以理解"肝为罴极之本"。有些老师在教学时经常把"罴极之本"改成"罢极之本"。为什么会出现这些现象呢？因为他对中国古文化不了解。我们学习时一定要溯本求源。

那么，我们如何去分析"罴极之本"呢？"罴"指什么？指的是"熊"。

那么，熊有什么特点呢？熊在最勇猛的时候，可以和老虎、豹子战斗；在最柔弱的时候，也就是冬眠的时候，全身软得一塌糊涂，过去人们猎熊时只需在熊冬眠的时候去山洞把它抬走就可以了。这就是熊的刚和柔。而肝者，为将军之官，体阴而用阳，它可以刚，也可以柔。刚柔到什么地步呢？肝主筋，肌腱和筋是有联系的。筋腱之刚可见于攥紧拳头时，而筋腱之柔可见于睡觉和全身放松时。骨头当然比肌腱、筋要硬，但骨和筋、肌腱也是有联系的，即所谓的"肝肾同源"。

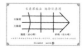

　　我们可以看到，熊身上既有刚强的一面，也有柔软的一面，而熊的这个特点，可以代表肝的特性，所以肝为"罴极之本"。其实生活当中处处都有中医，我们可以从生活的点点滴滴当中去理解中医、认识中医。只要我们用心，就可以在每天日常的工作、学习、生活中慢慢感悟中医，从而掌握中医的精髓。

　　再说说格竹子，我想起了"势如破竹"和"孤木不成林"。我们格竹子格的是它的什么精神呢？竹子，在前四年的时间里只长15厘米左右，但在地底下面盘根错节，潜藏着，一旦破土而出，就成为一片竹林，而且在半年之内能长到十几米。正如那句成语——势如破竹。

　　再如蜿蜒曲折的黄河河道，是不是像有些人的脉道一样？它不是直的，而是弯弯曲曲的。

　　通过这条河道，就可以认识到古人长桑君是如何看待千年黄河的。

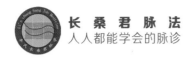

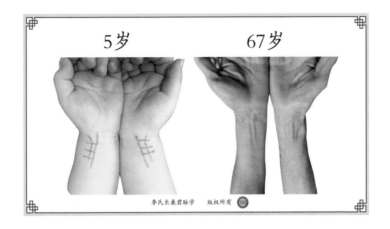

5岁　　　67岁

　　千年黄河易改道，而百岁老人的太渊寸口脉道很长，而且是蜿蜒曲折的。我们比较一下上面图片中5岁小孩的脉道和67岁老人的脉道，看看他们的手臂，我们能看出什么呢？5岁小孩的胳膊是不是圆嘟嘟的，而67岁老人的胳膊是不是干瘪了？这就是在生、长、壮、老、已的过程当中，体内水、火二气的变化在人身体上所产生的结果。

　　我们的脉道为什么会有这种变化呢？《素问·离合真邪论》曰："夫圣人之起度数，必应于天地，故天有宿度，地有经水，人有经脉。天地温和，则经水安

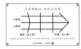

静；天寒地冻，则经水凝泣；天暑地热，则经水沸溢；卒风暴起，则经水波涌而陇起。夫邪之入于脉也，寒则血凝泣，暑则气淖泽，虚邪因而入客，亦如经水之得风也，经之动脉。"这就使人想起，刮风时，尤其刮龙卷风时，海面波涛汹涌的状况，从而我们可以想象人体里有风时的状况。"其至也亦时陇起，其行于脉中循循然，其至寸口中手也，时大时小。""夫邪去络入于经也，舍于血脉之中，其寒温未相得，如涌波之起也，时来时去，故不常在。"

从这一篇我们可以理解我们的脉道为什么会蜿蜒曲折，而不是一条直线，而这一篇也同时揭露了"动脉"的原理。"动脉"是一个非常精妙的脉法。《素问·示从容论》曰："五脏六腑，胆胃大小肠，脾胞膀胱，脑髓涕唾，哭泣悲哀，水所从行，此皆人之所生。"从这里可以看出津液在人体内的重要性，以及它是如何进行变化的。

再去仔细观察八岁的孩童、十八岁的少年，还有二十八、三十八、四十八岁的成人，乃至五十八、六十八、七十八岁的老人的形体变化，这就是在

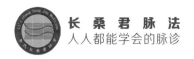
格物。

我们去一些地质博物馆或者是历史博物馆，就可以观察到古人是如何认识土壤、如何认识自然界、如何认识水分、如何认识河谷的。结合这些，我们就可以将之对应到我们身体上，根据天人合一的原理进行深刻的学习，从看见的水是从哪里产生的，想象我们体内的水分又是从哪里产生的。

比如泉水从地下喷涌而出，这是不是像我们身体的某个穴位呢？再想想，从一道道峡谷，是不是可以想象我们体内的一些穴位，如合谷、陷谷呢？这就是在格物致知。古人观察自然的时候，必定会将所格之知识应用到人身体上。

《素问·气穴论》曰："愿闻溪谷之会也。岐伯曰：肉之大会为谷，肉之小会为溪，肉分之间，溪谷之会，以行荣卫，以会大气。"这就是古人观察自然界和认识我们人体之后得出来的结论。

如何认识我们的合谷、前谷、后溪、太溪、涌泉等穴位呢？这就需要格物。李树森老师煮粥格物的视频，大家可以认真地分析一下，想一想我们的古人是

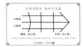

如何格物致知的。

　　下面这个视频，就是李树森老师带领大家煮粥论道，认识事物的过程。

（郭东明传讲）

煮粥论道

第九讲
督脉为病（颈椎、腰椎病）及其临床意义

今天，由我来给大家分享督脉为病（颈椎、腰椎病）及其临床意义。

一、督脉为病

督脉为病，主要指督脉经气异常所呈现的多种病证。在脉象上，主要表现为右侧脉中线外移。热则气张，腑热脏寒。长期熬夜、肾精不足、腹泻是主要病因病机。

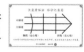

《素问·骨空论》曰："督脉为病，脊强反折。……此生病，从少腹上冲心而痛，不得前后，为冲疝；其女子不孕，癃、痔、遗溺、嗌干。"

《灵枢·经脉》曰："督脉之别，名曰长强，挟膂上项，散头上，下当肩胛左右，别走太阳，入贯膂（lǔ，脊梁骨）。实则脊强，虚则头重，高摇之，挟脊之有过者，取之所别也。"

《脉经·卷二》曰："尺寸俱浮，直上直下，此为督脉，腰背强痛，不得俯仰。大人癫病，小儿风痫。"沈金鳌主张用羌活、荆芥、秦艽、细辛、黄连、附子等药以总治督脉病（见《杂病源流犀烛·督脉病源流》）。强厥者，用苏合香丸、藿香正气散；头重者，可用川芎茶调散、白芷丸等方。

《奇经八脉考》云："脊强者，五痉之总名。其证卒口噤，背反张而瘛疭。诸药不已，可灸身柱、大椎、陶道穴。"

王叔和《脉经》曰："脉来中央浮直，上下动者，督脉也。动苦腰背膝寒，大人癫，小儿痫，宜灸顶上三壮。"

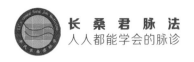
《素问·风论》曰："风气循风府而上，则为脑风。风入头系，则为目风眼寒。"

王启玄云："脑户乃督脉、足太阳之会故也。"

以上经文，把督脉的循行、走向、特点、脉象、督脉为病针灸治疗的穴位进行了概述。其中《脉经·卷二》"尺寸俱浮，直上直下，此为督脉"这句话就是督脉病证的典型脉象，长桑君脉法中督脉为病的脉象是右侧脉中线外移。

下面这张图就是长桑君脉法中督脉为病的脉图。

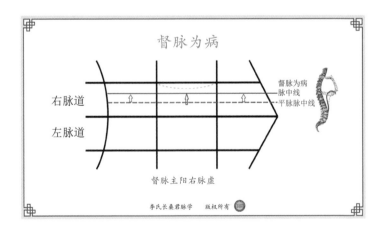

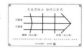
二、临床意义

下面我讲讲督脉为病的临床意义。

督脉为病的病因，《灵枢·终始》说："手屈而不伸者，其病在筋；伸而不屈者，其病在骨。在骨守骨，在筋守筋。"治则：温阳利水，滋补肝肾，补益气血，健脾祛风，调和营卫。常用的方为独活寄生汤合防己黄芪汤合桂枝加龙骨牡蛎汤加减。

三、案例分享

下面是两个临床案例。

病案 1

康某，男，31 岁。腰痛 4 年，伴有下肢疼痛麻木，偶有胸闷气短、肩背疼痛，怕冷。CT 检查显示骶椎管多发囊肿，马尾神经以及终丝受压。脊柱外科建议

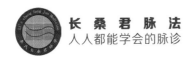

手术治疗。病人不愿意手术，求助于中医治疗。

查体：舌质红，舌苔白腻厚。

脉诊：右脉浮而缓、弦、滑，尺部凹陷；左脉浮而数，滑促。

长桑君脉法脉诊记录图如下：

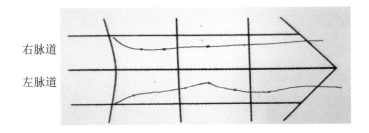

左脉道

右脉道

脉图解析：从脉图可以看出，病人右侧脉中线外移，这是督脉为病的长桑君脉法典型脉图。督脉为病，脊强反折。病人有腰痛病史 4 年，并伴有下肢麻木。我们可以据此诊断用药。

脉象：右脉浮而缓、弦、滑。这四个脉象集中反映了病人的病情。右关浮，说明胃热脾湿，阳气郁结。脉浮而缓，说明太阳经卫气不足，营卫不和，督脉郁阻，足太阳膀胱经淤堵。脉弦说明少阳胆热，枢

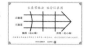

机不利，木郁克土，脾失运化，寒湿郁阻。脉滑，说明痰湿流注，经脉不利，郁阻关节。从脉象看，病人既有太阳膀胱经的淤堵，又有少阳枢机不利，脾失运化，寒湿郁阻，从而形成了督脉为病，表现为骶椎管多发囊肿，马尾神经以及终丝受压。

右尺脉凹陷，说明中气下陷，肾精不足。

左脉浮而数，滑促。脉浮滑，则痰热互结胸中，胸闷气短，咳嗽痰多。脉数则营血热，阴不足。脉促则阳结，脉律不齐。

该病中医辨证属于少阴肾寒，水饮郁阻，痰热结胸，督脉为病，脊强反折。痰核致病会生出肿瘤、囊肿之类的形状凸出的疾病，饮邪致病会生出胸腔积液、盆腔积液等外形凹陷的疾病，但痰饮形成的关键因素是中气不足、湿邪泛滥，故在治疗督脉疾病的同时还需要照顾脾胃，健脾补肾治本，活血化瘀、疏经通络治标。治则为温养督脉，健脾补肾。处方为督脉方合肾着汤合小陷胸汤加减：独活 10 g，桑寄生 10 g，秦艽 10 g，川芎 10 g，当归 10 g，熟地 15 g，赤芍 10 g，桂枝 20 g，茯苓 20 g，甘草 6 g，焦杜仲 20 g，

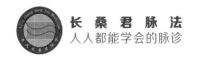

川牛膝 10 g，党参 15 g，炒白术 15 g，干姜 8 g，黄
连 3 g，瓜蒌 20 g，辽细辛 15 g，制川乌 15 g，制草
乌 15 g（辽细辛、制川乌、制草乌三药均先煎 1 小时），
田三七 3 g，狗脊 20 g，蜂蜜 20ml，大枣 6 枚。水煎
服。一日一剂。20 剂。腰痛明显好转，下肢麻木减轻。

后续配伍丸药调理。处方：独活 30 g，桑寄生
30 g，秦艽 30 g，川芎 30 g，当归 30 g，熟地 30 g，
赤芍 30 g，桂枝 30 g，茯苓 30 g，甘草 18 g，焦杜
仲 30 g，川牛膝 30 g，党参 45 g，炒白术 30 g，干
姜 18 g，制半夏 30 g，丹皮 20 g，桃仁 30 g，田三七
30 g，水蛭 30 g，菟丝子 30 g，枸杞子 30 g，大黄
炭 30 g，丹参 60 g，木香 30 g，草豆蔻 18 g。共研为
末，炼蜜为丸，每丸 6 g。一日三次，每次 1 丸。黄
酒冲服。

我以督脉方为主加减治疗了很多患有腰椎间盘突
出症以及椎管狭窄伴囊肿的病人。

体会：骶椎管囊肿属于腰骶椎外科疑难病，如果
囊肿不是很大，与脑脊液没有沟通，压迫症状相对
轻，可以不考虑手术治疗。外敷中药治疗可以减轻

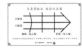

骶椎管压力性水肿，减轻疼痛；内服中药可以疏通督脉，减轻水肿，缩小囊肿。我在临床常用的外敷药物有：鸡血藤、络石藤、青风藤、伸筋草、当归、制乳香、制没药、丹参。各等份，黄酒、食醋各半。蒸热外敷腰骶部，效果非常好。一般外敷治疗三次后腰痛即好转八九成。内服处方中督脉方由独活寄生汤加桂枝茯苓丸组成，功效为补气健脾、活血止痛。肾着汤由干姜、甘草、茯苓、白术组成，功效为温阳祛湿健脾，减轻椎间盘周围水肿和韧带之间的粘连。大黄炭、水蛭为抵当汤主要组成部分，具有活血化瘀、破血逐瘀之功，加丹参、三七、桂枝温通血脉，消除囊肿，治疗腰痛。

病案 2

冯某，男，44 岁。腰痛 5 年，加重伴腿痛半个月。既往有慢性胃炎、胆汁反流病史。腰部 CT 显示 L4/L5、L5/S1 椎间盘突出。腰椎骨质增生。

查体：L5、S1 棘突外凸，腰痛阳性。血压 112/78 mmHg。心率 78 次 / 分，呼吸频率 16 次 / 分，脉息比值 4.9，舌质红少苔。

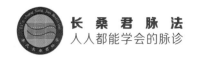
脉诊：右脉浮数、弦、滑，脉滚动；左脉浮数、弦、滑、促，尺陷。

长桑君脉法脉诊记录图如下：

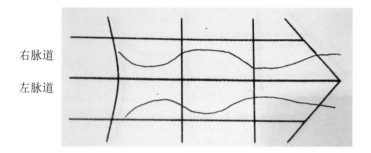

右脉道

左脉道

脉象解析：右侧脉中线外移，则督脉为病，脊强反折。右关脉浮，说明阳气盛，卫气抵抗。脉数，为营热，说明阴不足而阳往之。脉弦，说明少阳枢机不利，木郁克土，肝胃不和。脉滑，说明痰湿郁阻，寒象内生。脉滚动，为肝肾不足，气血亏虚之象。综合右侧脉象可知，此为督脉为病，痰湿郁阻，肝肾亏虚，肝胃不和。双侧脉数、促，说明肝肾阴亏，督脉郁阻，胃气差，脾胃运化无力。邪在胆逆在胃。先后天不足，故病人腰椎间盘突出、腰痛、慢性胃炎、胆

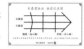

汁反流。标本兼治、扶正固本为上策。此案腰痛以肝肾不足为主，故以知柏地黄汤代替独活寄生汤，再加沙参麦冬汤滋阴养胃。处方：北沙参30 g，石斛20 g，麦冬20 g，黄精20 g，知母10 g，黄柏10 g，桑寄生10 g，山药30 g，丹参20 g，木香10 g，制龟甲10 g，制黄芪20 g，焦山楂15 g，焦神曲20 g，焦麦芽20 g，代赭石20 g，银柴胡10 g。水煎服。一日一剂。14剂。

病人服药后胃痛反流缓解，腰痛减轻。右脉浮而缓，左脉浮而数，促脉消失。以滋阴养胃、补肾活血通督为治疗大法。

处方：上方加川续断、焦杜仲、川牛膝、熟地各20 g，猪脊髓30 ml。24剂。

回访：诸症明显好转，腰痛减轻，能够从事轻体力劳动。

体会：脾胃为后天之本，气血生化之源泉。胃气、肺气不足，根源在肾。萎缩性胃炎、胆汁反流性胃炎，均是胃气上逆、胃阴不足所致。双侧脉数、促，表明胆胃不和，胃气上逆。以沙参麦冬汤滋阴养

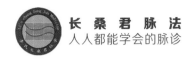
胃，知柏地黄汤滋阴补肾，焦三仙健脾消积护胃，银柴胡、代赭石和胃降逆，理气调胆。大补阴丸，由熟地、知母、黄柏、龟甲、猪脊髓组成，具有补肾滋阴、清热通督、扶正固本的功效，对于腰椎间盘突出、椎管狭窄、腰骶椎囊肿有很好的疗效。

（展文国传讲）

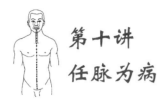

第十讲
任脉为病

大家好，下面我分享一下自己在任脉为病方面的一些治疗经验，目的是让大家在生殖疾病领域能够抓住任脉为病这条主线展开治疗。

一、任脉为病

任脉是人体的经脉之一，属于奇经八脉，有"阴脉之海"之称，起于胞宫，止于下颌，共有 24 个腧穴。这 24 个腧穴我们一定要烂熟于心。此经主要有调节月经气血的作用，因为今天我主要讲任脉为病与

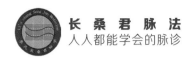

生殖的关系，所以我在这里只强调任脉对调节月经的作用。

从现存的文献来看，关于胞宫的最早记载出于《素问·五脏别论》。怎么从脉象上判断任脉为病呢？下面我来播放一下李树森老师为我们讲课时所录制的视频，大家可以反复收看。

任脉为病

具体到任脉和生殖疾病的相关性，我们先说一下任脉为病。任脉为病的脉象特点是左寸口寸关尺三部外移。如果你在临床上把脉的时候发现病人左寸口寸关尺三部外移，就可以判断病人胞宫和生殖方面已经出现了问题。

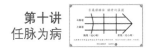

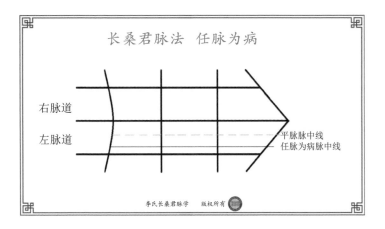

二、瘕和聚

《素问·骨空论》曰："任脉为病，男子内结七疝，女子带下瘕聚。"那么，如何解释生殖方面的"瘕聚"呢？

"瘕"为有形的气结，疼痛部位固定不移。在临床上我们经常遇到病人主诉右下腹或者左下腹疼痛，而且疼痛位置不变化。遇到这种情况，一般情况下我

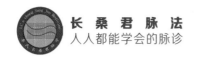

脑子里就会立刻想到这个病的形成时间比较长，病情也比较重，病在血分，比如说子宫肌瘤、子宫腺肌病、卵巢子宫内膜样囊肿（巧克力囊肿）、畸胎瘤等有形的物质，基本上属于"癥"的范畴。因为它是有形物质，基本的病机是气机阻滞，瘀血内结，所以我们把它归属到藏病的范畴。

"聚"是什么呢？是无形的气结，包块聚散无常，这个月有下个月没有，或者是在一个月经周期内突然有，停一周又没有了。比如卵巢高反应黄素化（黄素化囊肿）以及普通的囊肿，在经期以后，随着雌孕激素的下降，突然消失，这样的囊肿就属于"聚"的范畴。还有的人有痛经，这个月痛，下个月不痛，而且痛的部位也不固定，就跟气串了一样，有时候这个地方痛，有时候另一个地方痛。这种疼痛部位不固定，一般以肝郁气滞为主。比如说有的人性格内向，特别爱生气，直接导致气在体内郁结，没有出口。我们为什么在治疗的过程中要疏导情绪？因为好多疾病源于气郁。以气郁为主的这些病症，都可以归属为肝郁气滞。

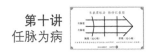

三、任脉为病的症状

任脉不通有哪些临床症状呢？如果女性病人主诉为怕热，而且出汗很多，就是多汗，阴阳失调，同时我们又发现她有寸上脉，还有闭经、月经失调等就可以考虑任脉不通。如果男性病人阳痿、性冷淡、消化不良、胸闷气喘，我们也要从任脉上去分析判断病因病机。总之，我们不能偏离任脉为病这条主线，偏离了这条主线，就不能达到事半功倍的效果。

中医认为，任脉为病是下腹部和生殖器官以及咽喉部的疾病。所以如果病人咽喉出现不适，我们也得首先考虑是不是任脉为病；疝气、阴部肿痛、癥块、积聚、小便不利，或者遗尿、遗精，还有痔疮，我们也要考虑任脉为病。

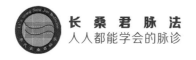

四、任脉为病的发病机制

下面讲讲任脉为病的中西医发病机制。具体是什么引起了任脉为病？第一是遗传因素，比如说育龄期的病人患了子宫癌，就要问她母亲或者姥姥或者其他家族成员是否也患有子宫癌，家族性的遗传因素必须考虑。第二就是性激素补充。有些卵巢早衰或者性冷淡的病人，可能服用过戊酸雌二醇（补佳乐）之类的药物，或者接受过雌孕激素序贯疗法治疗，这些都叫性激素补充。如果病人代谢能力特别差，也会引发这些妇科的瘕聚。还有一个重要的原因可能被大家所忽略，就是多囊卵巢综合征也会引发子宫肌瘤。

所以，大家在临床上一定要有疾病之间有相关性的思路和思维，脑子里一定要有根主线，这样才能把生殖方面的疾病融会贯通。

上面说的是西医的发病机制，那么任脉为病的中医发病机制是什么呢？就是女子带下瘕聚，也就是说

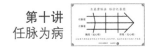

有形的瘀血内结。比如闭经、月经不调、宫寒不孕、带下色白等症状的发病机制主要就是寒湿积聚。以上是实证"癥聚"。如果任脉为病，气血亏虚，就会出现气血不能任养胞胎，这也属于任脉为病的范畴。比如习惯性流产、胎漏。胎漏就是怀孕了以后，每到经期还会出血，或者是淋漓不断，如在孕早期会点滴而出咖啡色的东西，包括鲜红色的血液，还会有胎动不安、少腹坠胀的症状，下腹部每天都有隐隐约约的疼痛感，虽然不太强烈，但是疼痛是一直存在的。

五、子宫肌瘤和卵巢囊肿

既然讲到了任脉与生殖疾病的相关性，那么现在就具体讲一下子宫肌瘤和卵巢囊肿，与任脉为病相关的子宫肌瘤和卵巢囊肿。如果在临床上发现病人左关部脉道外移，就可以确认任脉为病，再根据我们长桑君脉法系统理论判断出是子宫肌瘤还是卵巢囊肿，然后就可以辨证施治了。但是，大家如果只知道病人脉

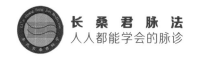
道外移了，判断不出到底是子宫肌瘤还是卵巢囊肿，也不必着急，我会教给大家方法，在确定不了是卵巢囊肿还是子宫肌瘤的情况下，应该怎么处理。

年龄在 44 岁以下、18 岁以上的育龄期女性，如果来看不孕症时，通过 B 超检查发现她子宫肌瘤直径在 4 厘米以下，位于宫底部，而不是在侧部或者是前部肌壁，不影响子宫内膜的厚度，而且受精卵着床正常，这样的肌瘤我们可以忽略不治。因为病人没有出现过习惯性流产，我们就可以视之为正常。反过来，如果病人出现过习惯性流产，我们就一定要把子宫肌瘤考虑在治疗范围之内。另外，就是病人生育二胎的时候，发现帆状胎盘了，这时也一定要干预治疗子宫肌瘤。

如果病人内膜厚度一直增不上去，检查发现肌壁间有肌瘤，或者是黏膜层有肌瘤，像这种情况，即使肿瘤再小也得治疗，如果不治疗就会影响子宫小动脉供血，然后内膜厚度增不上来，导致受精卵着床成问题，造成不孕。所以有时候仅仅是很小的一个点就能导致不孕，而不是一定有大病才会导致不孕。因为

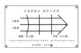

子宫内膜薄，受精卵没办法着床而导致不孕，但病人的性激素六项是正常的，往往是因为有肌瘤在子宫的后壁肌壁间或者黏膜下，对于这种情况，我们得高度重视，这是任脉为病，对这个肌瘤，我们要进行干预治疗。

任脉为病，当确定不了是子宫肌瘤还是卵巢囊肿而又在没办法做 B 超确定时，学习长桑君脉法就有非常重要的意义。古代是没有 B 超等检查手段的，医生多是靠脉象诊断，比如通过李树森老师创立的长桑君脉法就能很快知道病位在子宫内还是在输卵管，或在盆腔，或在阔韧带，或在卵巢。我们也得会治。不是每一种病都要去做 B 超检查，而且小诊所也不可能具备这样的检查设备，在这种情况下，我们通过长桑君脉法诊断出病人关部脉道外移的时候，怎么来治呢？一会儿我给大家讲一个以不变应万变的治疗方法。

临床上我一般把卵巢囊肿和多囊卵巢综合征视为同类疾病，多囊卵巢综合征只不过是卵泡非常小，而且比较多。卵巢囊肿和多囊卵巢综合征是临床上的常见病和多发病，都是采用活血化瘀、软坚散结的方法

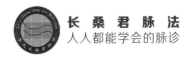
进行治疗。

六、任脉为病的治疗

那么，发现了任脉为病以后，应该用什么药来进行治疗呢？

不管是子宫肌瘤还是卵巢囊肿，都可以用中成药大黄䗪虫丸治疗。大黄䗪虫丸非常常见，只要有临床经验的人都知道。该药对于子宫肌瘤、卵巢囊肿疗效非常好。

怎么样开处方进行治疗呢？可以以桂枝茯苓丸为主方，然后再辨证论治。瘀血严重了加皂角刺、石见穿、生牡蛎、三棱、莪术、昆布、海藻等软坚散结的药来缩小瘤体，改善子宫小动脉供血。改善子宫小动脉供血，就可以获得很好的子宫内膜着床环境，从而更好地受孕。如果病人比较肥胖，或者是给她把脉的时候，三指下面的皮肤发红，指头印非常明显，说明病人痰湿比较重，可以以桂枝茯苓丸为主方，加苍附

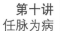

导痰丸治疗。如果病人气血亏虚，月经量少，舌淡白，脉沉取无力，就以桂枝茯苓丸为主方，加八珍汤治疗。多囊卵巢综合征和卵巢囊肿，以桂枝茯苓丸为主方，加止痛化癥片治疗。总而言之，任脉为病以桂枝茯苓丸为主方进行加减即可。任脉为病基本上实证居多，所以我们以活血化瘀、软坚散结和行气解瘀、散结为治则。乳腺纤维瘤、乳腺结节、乳腺增生，可以加丹栀逍遥丸或者逍遥丸。如果是肝火比较旺，就用丹栀逍遥丸。如果只是一般的肝郁，没有达到肝郁化火的程度，一般只加逍遥丸就行了。

　　总之，我们不管治疗什么病，都需既要知道它的病机，还要知道治疗主线在哪里。如果心里没有一根主线，而是乱用、大量应用中药饮片拼凑处方去治疗的话，绝对会事倍功半。也就是说，尽管费了很多心思，但最后却没有什么效果。

（陈淑玲传讲）